Pero querías ser doctor
Ensayos cortos de lo que implica ser médico

Daniel Álvarez Yeomans

NOTA DE DERECHOS DE AUTOR
La presente obra literaria de encuentra protegida ante el Registro Público del derecho de Autor desde 2020.
La presentación y disposición de, Pero querías ser doctor son propiedad del autor.
Copyright © 2020 Daniel Álvarez Yeomans

Todos los derechos reservados.

Diseño de portada: Mariana Rodríguez Bernal
Corrección de estilo: Isabel Orendain.
Diagramación: Daniel Álvarez Yeomans

Índice

Prólogo 1
Mitos y errores 4
Mentores 9
Adaptación 12
Entrevistas 15
¿Y si la medicina no es lo mío?..22
La economía del médico..24
La conducta/psicología en el ámbito médico 30
Crecer es doloroso, pero estancarse es peor, ¿no? 41
Incómodas suposiciones..43
La dictadura perfecta...46
Incompetencia y extrema confianza...50
Bienvenido al infierno, alias ENARM 54
Jugando con las decisiones 60
Cuasi médico 63
En el hospital las paredes hablan 65
A mí no me toca...67
¿Cómo te gustaría ser recordado?...69
El éxito no es solo económico..71
Una vista al futuro 76
El proyecto Gilgamesh...82
El ADN 87
Un buen doctor...88
Reflexión..90
La imaginación es nuestro mejor amigo o peor enemigo 94
La práctica hace al maestro...96
La vestimenta...101
Antibióticos, un arma de dos filos 106
Las razones equivocadas..116
Enfermeras..118
Errores médicos 120
Epílogo...129
Agradecimientos..131
Bibliografía 135

Prólogo

Este libro pretende darle valor e información al futuro estudiante de medicina, a aquellos que dudan si estudiar o no tan prestigiosa carrera, pues con toda seguridad más de alguno, que pudo haber llegado a ser un gran médico, fue intimidado con tantos cuentos que circulan acerca de la vida de esta profesión. No quiero que pienses que tengo la verdad absoluta en esta decisión, pues cada quien vive los acontecimientos desde diferente perspectiva según su forma de ser, educación, familia, entre otros aspectos, pero sí ofrecerte una perspectiva con base en la experiencia que tuve durante mi formación. Por ello, hoy quiero contarte sobre mi decisión de estudiar la carrera de medicina, así como mi experiencia en dicha facultad: ¿qué hacer?, ¿qué no hacer?, ¿por qué hacerlo?, entre otras muchas interrogantes que surgen cuando uno está decidiendo su futuro profesional.

Primero, me gustaría presentarme para que me conozcas un poco, no para que me juzgues, sino para que entiendas en la medida de lo posible mi manera de ver ciertos aspectos que me tocaron vivir y que marcaron mi rumbo.

A todo estudiante de medicina o aspirante a serlo, no falta quién le haga preguntas como las siguientes: ¿cuándo fue que decidiste estudiar esta carrera? o ¿por qué quisiste estudiar medicina? Al respecto, hay algo muy curioso que quiero contar... Recuerdo perfectamente que tenía alrededor de entre cuatro y seis años y que estábamos en la carretera, yendo o viniendo de algún lado; mis padres, en los asientos delanteros, hablaban de sus amigos o parientes. Curiosamente esta escena se repitió muchas veces, en diferentes ocasiones, y recuerdo que ellos comentaban acerca de enfermedades o cirugías que habían sufrido sus allegados. En ese entonces yo podía sentir, solo con oír lo que decían, el sufrimiento de los pacientes y me retorcía inquieto en el asiento, pidiendo que dejaran de hablar del tema. Nunca olvidaré que mi madre solía decir: "algún día serás doctor", a lo cual yo replicaba con un firme "¡nunca!"... Qué equivocado iba a estar años después.

Con el pasar de los años fui estudiando las materias correspondientes de toda currícula escolar y comencé a interesarme de manera especial por la biología; para mí todo tenía sentido, la lógica estaba ahí; fue entonces, a la edad de 12-13 años, que decidí qué carrera estudiaría al terminar la preparatoria. Mi lógica fue la siguiente: si tengo que estudiar una carrera, buscaré una que se me facilite para que me vaya bien económicamente, entonces será la de Medicina, pues escuchaba que a los doctores se les remuneraba muy bien, aunque en realidad no tenía ni la menor idea. Con esto quiero decirte que para decidir qué carrera estudiar hay mil maneras y cada quien tiene un acercamiento distinto para la toma de esta decisión: algunos lo hacen desde edades tempranas, como fue mi caso; otros lo pueden decidir durante la preparatoria o incluso cuando están estudiando alguna licenciatura; todo es válido, si de verdad es tu pasión o crees que lo es, vale la pena intentarlo, aunque con este libro procuraré ahorrarte ese valioso tiempo y tratar de darte una perspectiva de cómo es la vida de un estudiante de Medicina en la facultad.

En la preparatoria tuve la oportunidad de recibir clases de orientación vocacional; así pues, durante el último año los alumnos quedábamos divididos por bloques de acuerdo con las afinidades: por ejemplo, los interesados en las ingenierías o temas por el estilo estaban en el bloque de bases y matemáticas; los afines a las ciencias sociales y el derecho, en humanidades; los interesados en temas de la salud, en sanidad. Un conflicto al que me enfrenté y que probablemente también podrías llegar a tener tú es que, aunque estés cien por ciento seguro de lo que quieres, en un momento dado pueden surgir dudas de si lo que escogiste es realmente lo tuyo, si es lo que quieres hacer como profesionista.

Mi decisión la tomé con base en la siguiente premisa: si de todas formas tenía que cursar un año en la preparatoria y aún surgían dudas acerca de si estudiar o no medicina, entonces era preferible "perder", por así decirlo, un año en la prepa que un año en la universidad, ya que en la mayoría de los casos esta es mucho más costosa. Si optas por este camino, desde mi punto de vista llegarás con un poco más de conocimientos que el nivel promedio de los alumnos y será una ventaja en el corto plazo, aunque en realidad no es muy parecido a lo que te espera al ingresar al nivel superior.

Antes de entrar a la carrera me tomé un año sabático por dos razones: la primera y más importante, aunque ya sabía lo que quería estudiar, pensaba que los estudiantes de medicina no hacían vida social ni tenían tiempo para nada, por lo que decidí irme a trabajar a Londres con mis amigos y vivir una experiencia diferente; la segunda, conocer otros países.

Me considero un adicto a la lectura y emprendedor, por lo que un día me encontré, por azares del destino, cenando con el chef Luis Jiménez, autor de *Pero querías ser chef*, un libro donde redacta pequeños ensayos sobre su camino; me encantó su idea, pues entre todos los libros que había leído nunca había escuchado uno con un título parecido enfocado en la medicina. Me pareció increíble este descubrimiento, a la vez que absurdo que a nadie se le hubiera ocurrido antes, a menos que no fuera de mi conocimiento, es por ello que decidí escribir estos pequeños textos, así como unos estudios de una experiencia médica.

Te invito a continuar leyendo *Pero quería ser médico*.

Mitos y errores

¿Cuántas veces no te han dicho que en esta carrera nunca duermes?, ¿cuántas veces te han dicho que el estudiante de medicina no tiene vida social?, ¿cuántas veces te han desanimado diciéndote que lo único que hacen es estudiar?, ¿cuántas veces te han reiterado que solo vas a recetar paracetamol o ser botarga del Doctor Simi? Déjame decirte que muchas de las ideas y percepciones que tienen las personas fuera de esta carrera son porque no la han vivido o, en caso de que les haya tocado vivirla, no se organizaron bien durante sus estudios, lo que afectó su manera de distribuir el tiempo de estudio.

He tenido la oportunidad de platicar con muchos doctores y especialistas, la mayoría menciona que nunca se desvelaron; claro está que nunca y siempre son palabras que no deberíamos de usar. Tampoco quiero que te hagas a la idea de que esta opinión es absoluta, porque definitivamente habrá días, ya sea cuando estás de guardia o en ocasiones de esa índole, que definitivamente tendrás que desvelarte. Aun así, me atrevo a decirte que si tienes una buena organización de tu tiempo, no sufrirás de desvelos innecesarios. Pero, ¿cómo organizar tu tiempo? Se dice fácil y si antes has llevado un horario de manera organizada, se te facilitará la aplicación de este método. He observado que las claves para que una persona pueda organizar su tiempo son las siguientes:

Planea tu día con anticipación, ya sea que tengas la oportunidad de organizar tu horario en la escuela o que te lo den por *default*; más de alguna vez tendrás alguna hora "libre", por así decirlo, en la que tu única preocupación sería descansar o acabar un proyecto/tarea inconclusos. Te recomiendo ampliamente que no llegues a estos extremos y estudies los temas que verás en tus clases posteriores. Digamos que tienes una hora libre, de 11:00 a 12:00, y después sigue la clase de anatomía de 12:00 a 13:00, en la hora libre te recomiendo estudiar tus apuntes de anatomía, ya que las ventajas de hacerlo son enormes. Llegarás con conocimiento previo, aportarás más a la clase, podrás despejar las dudas que te hayan surgido durante tu autoestudio, tendrás una ventaja sobre tus compañeros de clase (créeme, casi nadie estudia con anticipación los temas) y, lo más importante, ya que comprendiste y prácticamente estudiaste dos veces el mismo tema, se te facilitará a la hora de volverlo a hacer aún más. Esta es la base de lo que antes mencioné, seguro te estás preguntando: "¡Ay sí!, a poco nomás eso". Claro que hay más, pero te será de gran ayuda organizar tus tiempos. ¡Tómalo en cuenta!

En cuanto a que el estudiante de medicina no duerme, es un mito: como seres humanos nos encanta alardear de que estudiamos para ser doctores y queremos que todo el mundo se entere. ¿Por qué? Debido a que nos produce cierto tipo de satisfacción personal que los demás nos vean con algún tipo de superioridad (que nosotros mismos nos inventamos, somos iguales a todos, ¡no seas payaso!); o la típica de que estás saliendo con alguna persona, conoces a sus papás, aunque esto aplica más cuando con quien estás saliendo no estudia medicina, y llega la pregunta que siempre estamos esperando, no me lo puedes negar: "¿qué vas a estudiar?", o si ya lo estás haciendo, "¿qué estudias?" En ese momento tú sientes un poder dentro de ti, no es nada más ni nada menos que el mismo ego hablando, y respondes triunfante: "Medicina", aunque seas un fracaso en la escuela, te la pases de fiesta o ni siquiera te guste la carrera.

Cuando te pase esta situación, seguramente recordarás este pasaje con una sonrisa. De esa pregunta emana todo un interrogatorio. Aunque lleves un solo día en la carrera o ni siquiera sepan cómo te llamas, viene la siguiente pregunta: "¿en qué te vas a especializar?" A lo que realmente quisieras contestar: "¡No jodas! ¡Llevo tres horas en la carrera y ya quieres saber qué voy a hacer en los próximos seis o siete años!" Esto es más común de lo que piensas y te sucederá infinidad de veces, así que aunque tengas una idea de en qué quieres especializarte, tal vez cambiarás de parecer al paso de los años. Sin temor a equivocarme, podría afirmar que más de la mitad tienen ilusiones de ser cirujanos al comienzo, pero al momento de elegir la tasa disminuye notablemente. No te estreses por decisiones del futuro, preocúpate por el ahora y lo demás vendrá a su debido tiempo.

Dicen que una de las más grandes diferencias entre los animales y los humanos es la capacidad de aprender a través de los errores de los demás. Miles de estudiantes ya cometieron algún error; aprende de esos errores para que no cometas su mismo error.

Relativo a que lo único que hacemos los estudiantes de medicina es estudiar, parte es cierto y parte no. Quiero dejarte en claro que no todo es blanco y negro, la vida es una escala de gris. Por supuesto que tenemos que estudiar mucho y cada día lo tendremos que hacer más debido a los avances tecnológicos que hay, pues es mucha la información que nos arrojan día a día: nuevos medicamentos, nuevos descubrimientos, nuevos procedimientos, etcétera. Probablemente sí sea una de las carreras donde más tienes que leer, no te voy a mentir, pero si lo comparas con tus amigos que estudian alguna otra licenciatura, te darás cuenta de que la mayoría de ellos solo se aplican un día antes del examen en volver a repasar lo visto en clase y con eso es más que suficiente para que aprueben la materia en la mayoría de los casos. Quiero dejar en claro que no es para restar importancia a las demás carreras ni a tus amigos, simplemente así es cómo funciona el sistema.

Tú, como estudiante de medicina, tendrás que estudiar

todos los días o la mayoría de ellos (de vez en cuando tomarte uno o dos días libres es válido, solo organízate bien para que no te atrases mucho). Te verás inmerso en una situación que a mí me gusta comparar con la vida diaria, y es por ello quizá que le tomé el gusto a estudiar todos los días. Si quieres sobresalir del resto, tienes que hacer las cosas que las masas no hacen, muchos de tus compañeros se dedicarán simplemente a "pasar de noche" la universidad, sin recordar los conocimientos que pudieron adquirir en ella. No seas uno del montón, si vas en camino a convertirte en médico o ya estás en él, atrévete a tomar este consejo y verás cómo se te facilita la vida, literalmente. "No dejes para mañana lo que puedes hacer hoy", como bien aconseja el dicho popular.

Como adulto joven que probablemente eres, también querrás tiempo para divertirte, ya que es lo que deberíamos hacer a esta edad, ¿no? Si no, ¿cuándo? No estoy en contra de que salgas a pasear con tus amigos ni que vayas por unas copas el fin de semana o que de vez en cuando se descontrole la fiesta y termines con un dolor de cabeza tan fuerte que, si no supieras que es cruda, a lo mejor te llevaría a internarte en un hospital. El problema de este tipo de situaciones es cuando se vuelven un exceso y toman una gran importancia en tu vida. Quiero hacer hincapié en esta parte, puede ser de gran ayuda si lo percibes y la entiendes de la manera adecuada.

La mayoría de los estudiantes de medicina son foráneos o, en caso contrario, empiezan una etapa de "libertad" porque ya crecieron ante los ojos de sus padres, lo cual significa que tienes más libertades. Acuérdate del dicho "Ante más libertad, más responsabilidad". Uno de los errores más comunes que he observado no solo en el estudiante de medicina, sino en general, durante los primeros semestres de la licenciatura, es que las personas intentan "comerse el mundo", quieren salir de lunes a lunes o, en el mejor de los casos, de jueves a sábado, incluso teniendo clases y responsabilidades al día siguiente. No estoy diciendo que no lo hagas, repito, ni quiero que pienses:

"qué flojera con este autor, es un idealista de lo peor", por no decir algo más. Solo trata de identificar qué días se puede ser un poco más flexible e ir con tus amigos a algún lugar, ya sea a cenar, ir por unas cervezas, a un bar, a un antro o lo que tú quieras y sea de tu preferencia. A veces de tanto estudiar o leer es normal que te canses y es muy válido que vayas a despejarte un poco, a relajarte antes de algún examen.

Mentores

¿Sabías que Albert Einstein tuvo un mentor? Prácticamente toda la gente exitosa, en algún punto de su vida, tuvo un mentor. ¿Quieres saber quién fue el mentor de muchas personas reconocidas? Aquí va la lista:

Famoso	Mentor
Steve Jobs	Robert Friedland
Oprah Winfrey	Su maestra de primaria, Ms. Duncan
Aristóteles	Platón
Platón	Sócrates
Alejandro Magno	Aristóteles
Mark Zuckerberg	Steve Jobs
Albert Einstein	Max Talmey
Alexander Fleming	Almroth Wright
Isaac Newton	Isaac Barrow
Stephen Hawking	Dennis William Sciama
Jeff Bezos	Sam Walton

¿Qué te quiero decir con esto? Básicamente esta regla se repite con miles y miles de personas famosas que lograron un impacto importante en la sociedad. No espero que tú lo hagas, puede que no sea tu objetivo, pero verás que estas personas alcanzaron sus propósitos y metas debido a que se apoyaron en otras que ya habían realizado su proyecto de vida.

La importancia de tener un mentor es fundamental en el ámbito que tú buscas. Si al final de este libro no te decantas por estudiar medicina y quieres hacer algo más de tu vida, quiero proporcionarte las herramientas que la mayoría de la población no tiene para que hagas lo que te gusta con pasión.

Con relación al aspecto médico, ¿cómo te puede ayudar un mentor? Quizá te estés haciendo esta pregunta, a la cual no le entendía hasta que me la explicaron con peras y manzanas. Primero, debes elegir uno, es decir, buscar a una persona que admires en la mayor cantidad de ámbitos posibles. Lo lógico sería que tu mentor en medicina fuera un especialista, ya que el objetivo fundamental de esta carrera es aprobar el Examen Nacional de Residencias Médicas (enarm); luego hablaremos de eso, no te preocupes.

Retomando la idea, que sea un especialista, porque esto quiere decir que él ya calificó ese examen, te puede ayudar a hacer lo mismo, diciéndote qué debes estudiar, cómo y cuándo hacerlo. Te señalará aspectos en los que él falló para que tú no cometas los mismos errores, lo que ha hecho bien para que sigas sus pasos, te presentará a sus amigos y colegas para que te den la oportunidad de asistir a cirugías como ayudante, instrumentista o solo a observar algunos casos. También podrás acompañarlo en consultas, a realizar trabajos de investigación o exposiciones. Las posibilidades son muchas, tantas que incluso me faltaría mencionar algunas.

Lo que quiero explicarte es que alguien más ya recorrió el camino, la dirección ya está trazada. No tienes que sacrificarte tratando de hacerlo tú mismo cuando otras personas ya pasaron por lo mismo y te llevan 10, 20, 30 años de ventaja; aprende de ellos. Quizá no tengas ni la menor idea aún de quién pueda ser tu mentor, las reuniones no tienen que ser presenciales, aunque sería lo ideal, y juntarte con ellos una vez cada

15 días o una vez al mes para evaluar tu progreso.

Hay varios tipos de mentores, entre ellos están los libros; el ejemplo más claro es el de Jeff Bezos, ceo de Amazon, cuyo mentor fue Sam Walton; a Jeff no le tocó conocer físicamente a Sam, pero lo conoció a través de su obra *Made in America* y aplicó su conocimiento a su vida profesional. Mentores *online* también ayudan, aunque es un poco más difícil, desde mi punto de vista. Citando a Woddy Allen "80% de las probabilidades de tener éxito es simplemente estar presente". Si quieres conseguir un mentor tienes que estar presente, ellos seguramente tienen una vida muy ocupada y tienen que valorar si vale la pena pasar tiempo contigo, seguramente no lo harán si tú tampoco estás interesado.

Uno de mis consejos es que si aspiras, por decir algo, a que un doctor famoso sea tu mentor, tal vez sea buena idea mandarle un correo electrónico diciéndole que te gustó un artículo que publicó o que quisieras hacerle una entrevista para un *blog*, hay muchas maneras. ¡Busca alguna que sea ingeniosa y aplícala! No olvides agradecerle el tiempo que te dedicó y hazle un regalo, no tiene que ser caro, simplemente investiga sus pasatiempos, qué le gusta y dáselo de forma desinteresada, sin esperar nada a cambio.

Tipos de mentores:
- Libros
- Presenciales
- Cursos
- Cursos/talleres/conferencias en línea

Adaptación

"No es el más fuerte de las especies el que sobrevive, tampoco es el más inteligente el que sobrevive. Es aquel que es más adaptable al cambio".
Charles Darwin

Hay que estar atento a tu entorno, ¿cómo sabes que un niño es más listo que los otros niños? Debido a su nivel de percepción, ellos notan cosas que los otros no. En la medicina, como en cualquier otro aspecto de tu vida, es preferible que prestes atención. ¿Cómo lograrlo? Hay diferentes métodos, quizás el que más conozcas sea la meditación, que te ayuda a relajarte. Tómate al menos cinco o diez minutos durante tu día, ya sea en la mañana o en la noche, para solo respirar, estar al tanto de tu entorno, trata de no pensar en nada. ¡Ojo!, ¡no estoy diciendo que sea fácil, lo más probable es que tu mente comience a divagar más pronto de lo que crees! No dejes de tratar o utiliza algún otro método que creas que te puede funcionar.

¿Para qué te va a ayudar tener un nivel de percepción alto? En la biología básica hay un principio fundamental, el cual lo hemos visto a lo largo de la historia, no es el más inteligente ni el más fuerte el que sobrevive, sino el que se adapta. A lo largo de tu vida te vas a tener que adaptar a diferentes situaciones y escenarios: algunos buenos, otros malos, dependiendo de cómo reacciones ante ellos será el resultado. Pongamos un ejemplo:

Toda tu vida has estudiado o seguido una rutina, ya sea de estudio o ejercicio, que te ha funcionado hasta este momento; de pronto ves que tu rendimiento no es el mismo, porque las circunstancias han cambiado. Como decía Albert Einstein, "Si buscas resultados distintos, no hagas siempre lo mismo". Miles de veces nos enfrascamos en una idea necia que no nos ha servido hasta el momento, por lo que dependiendo de las circunstancias tenemos que detenernos a evaluar la situación.

La mentalidad de una gran mayoría de la población es que las cosas son blancas o negras. Tienes que aprender que la vida no es así, hace miles de años fallar era considerado algo terrible. Hoy en día veo mucho emprendimiento, ganas de crear un "impacto" en la sociedad, aunque la mayoría de las personas no saben qué quieren decir cuando les preguntas sobre ello. Atrévete a fallar en el intento, utiliza diferentes métodos para evaluar los distintos escenarios, experimenta en las situaciones y tal vez encuentres un nuevo y mejor método que te sirva para lograr tu meta. Ningún ganador del premio Nobel o inventor llegó ahí de casualidad, fueron personas que se atrevieron a tener un posible "error" o "fallo" por un bien mayor y lo lograron.

Tomemos como ejemplo a Thomas Alva Edison, conocido por "inventar" la bombilla eléctrica; una historia interesante es que esta persona no inventó la bombilla, sino que esta ya existía, lo que hizo fue mejorar su funcionamiento. Lo que quiero decir es que él se atrevió a fracasar y es muy reconocido por la siguiente frase: "Tuve más de mil fracasos, y los patenté todos". Este gran personaje de la historia murió como uno de los más grandes inventores de nuestros tiempos y una de las personas más ricas del mundo. Edison comenzó una de las empresas que, a inicios del siglo XXI era considerada como la más valiosa del mundo: la General Electric.

Cuando estés en una situación complicada, que sientas que no sabes cómo reaccionar o lo que estás haciendo para resolverlo (tu rutina o lo mismo de siempre) no funciona, tienes que evaluar por qué estás en este conflicto. Te recomiendo seguir los siguientes pasos:

- Hazte una pregunta sobre tu situación.
- Busca respuestas a la pregunta, ya sea en libros, Google, utiliza diversas herramientas.
- De la búsqueda, haz una hipótesis acerca de tu problema.
- Pruébala por un tiempo, lo ideal es entre uno y tres meses, ya que no querrás enfrascarte en una rutina sin conseguir los resultados que deseas.
- Observa cómo va el proceso.
- Analiza el resultado.
- Pregúntale a personas que consideres con más capacidad (que puedan tener un punto de vista objetivo y que admires o sepan del tema o situación por la que estás viviendo) acerca de tu progreso y su punto de vista.

Este método es parecido al científico. Es de gran utilidad. Conforme pasen los años en la carrera tienes que estudiar cada vez más, no porque sea más difícil con el paso del tiempo, eso es solo una parte del problema, sino porque los conocimientos son tan extensos que es prácticamente imposible que recuerdes todo el contenido de las materias.

Entrevistas

Para conocer la experiencia de diversos médicos y su desempeño en la medicina, me di a la tarea de hacer entrevistas a quienes consideré exitosos en sus respetivas áreas.
Entrevista con Roberto Miranda Ackerman, intensivista

Es un médico con especialidad en cuidados intensivos. Realizó su licenciatura en Tijuana, para después hacer la especialidad de medicina interna en el Hospital Civil de Guadalajara. Gracias a sus méritos, fue becado en Canadá por un año para hacer un *fellowship*. Puedes encontrar su ted talk en YouTube si gustas; el título es el siguiente: *Un alegato por la responsabilidad.*

Cuando decidí entrevistarlo fue porque asistí a una de sus conferencias. Lo que me llamó la atención es que se desenvolvía de una manera muy natural, además de que mencionó un dato que quizá hubiera tardado mucho tiempo en comprender de no ser por su explicación. Manifestó que se fijaba en los estudios y artículos que leía con base en cómo mejoran la sobrevida del paciente.

Cuántas veces no leemos algún artículo o de los muchos que tendrás que leer a lo largo de la carrera y mencionan cosas impresionantes, pero la sobrevida del paciente no la toman en cuenta. Incluso a veces puedes distraerte con otros datos y olvidar por completo que lo fundamental en la medicina es mejorar la calidad y cantidad de vida del paciente (Miranda, 2018)..

Daniel: ¿Cómo fue que llegaste a ser tan reconocido?

Dr. Miranda Ackerman: Fue mi profunda pasión. Desde pequeño soñaba con ser médico, cuidar al paciente, pues para mí no hay nada más importante. Llegué a tener momentos difíciles mientras estudiaba la carrera, la muerte de mi padre, por ejemplo, algunas distracciones, pero siempre digo: "la ignorancia puede curarse con dedicación y lectura, una mala actitud no". Hago mucho hincapié en la lectura, la cual es una de las bases del conocimiento y no sólo leer sobre medicina, como lo he mencionado anteriormente, hay que saber de todo un poco; aunque sea hay que leer las revistas de Nat Geo hasta Bloomberg.

Daniel: ¿Qué hiciste tú comparado con tus compañeros para llegar a donde estás actualmente?

Dr. Miranda Ackerman: Al momento de estudiar en la facultad tenía un grupo de amigos muy característico, seis de ellos venían de escuelas privadas (preparatoria) y los otros seis de escuelas públicas. No se realizó ningún estudio, aunque hubiera sido interesante saber cómo se dio el caso control de este grupo, en el cual los compañeros que venían de escuelas privadas tenían mayor facilidad de habla o, al momento de exponer, eran un poco más líderes; mientras que los que ingresaron de escuelas públicas también aportaban su parte en diferentes áreas y entre ellos se complementaban de una manera muy especial y todos llegaron a ser muy exitosos, como directores de hospitales, entre otros. Si uno veía al otro leer o desvelarse un poco más, no nos quedábamos atrás y como grupo nos ayudamos y motivamos a estudiar más.

Daniel: ¿Cuál ha sido un momento difícil en tu carrera?

Dr. Miranda Ackerman: Uno de los momentos más difíciles es esa empatía que hacemos con el paciente y sus familiares, que al tratarlo nos ayuda a entender al enfermo y atenderlo de la mejor manera posible, pero que en algunos casos y más en una especialidad como médico intensivista el resultado, es decir, el fallecimiento del paciente, es inevitable.

A lo largo de esta carrera tropiezas con mil y un casos de esta índole, lo que puedo recomendar para no sufrir tanto la pérdida de un paciente es simplemente aceptar la muerte como lo que es, algo inevitable. Nosotros como médicos estamos aquí para alargar y tratar de preservar la vida: el juramento hipocrático nos lo marca así. En algunos casos tendrás dos opciones para tratar al paciente: tratamiento a y b, donde la evidencia científica nos arroja datos que a nuestro paciente le puede ir igual con cualquiera de los dos, pero digamos que escoges el tratamiento a; si ocurre una fatalidad, te culpas a ti mismo por pensar qué hubiera pasado si hubieras optado por el tratamiento b. No te recrimines, no lo hagas, tu trabajo lo hiciste siempre pensando en el bienestar del paciente, sin intención de dañarlo. Tenemos que trabajar mucho la parte mental como médicos para poder ser lo más empáticos posibles, pero manteniendo siempre la frialdad que dicen nos caracteriza.

Entrevista con José Antonio Silva, cirujano plástico

Daniel: ¿Cómo fue que decidiste estudiar?

Dr. Silva: A la hora de elegir esta carrera, tenía familiares médicos, quienes me recomendaban que no estudiara esta profesión. Más de alguno puede identificarse con este panorama, a muchos de nosotros nuestros seres queridos, amigos, familiares, conocidos, nos harán desistir, pero la decisión siempre reside en cada uno. Hay muchas posibilidades dentro del campo, incluso existen ocasiones en las que está bien estar desorientado. Ingresé en la Facultad de Medicina habiendo recibido una beca total por una asociación/fundación americana. Desde el primer día me propuse ser el mejor en lo que fuera que hiciera. ¿Cómo lograrlo?

Daniel: ¿Qué hiciste para llegar a donde estás actualmente?

Dr. Silva: Tracé un plan, ordenado, siempre apegado a la lectura, sin descuidar la familia, el deporte y los amigos; muy pocas veces llegué a desvelarme a lo largo de la carrera, todo siempre con orden, estableciendo un horario para cada actividad.

Daniel: ¿Cómo retribuirle a la sociedad lo que te dio?

Dr. Silva: Con labor altruista, he operado pro bono a lo largo del mundo. Con el apoyo de instituciones, de gobiernos, personal, entre otros, me da una gran satisfacción realizar estas tareas, ya sea desde atender pacientes con labio leporino hasta traumas faciales, quemados, etcétera. Siempre dirigirse con la verdad hacia los pacientes es mi filosofía. Que ellos sepan lo que les espera, los riesgos que pueden llevar, teniendo una buena comunicación evitarás problemas innecesarios y los pacientes tendrán una mejor calidad de atención.

Daniel: ¿Por qué elegiste cirugía plástica?

Dr. Silva: Curiosamente cuando me decidí por la especialidad de Cirugía General y terminé, quise ingresar a Cirugía Plástica. Cualquiera pensaría que uno entra sabiendo del tema, de qué se trata, qué es lo que hacen. Podría llegar a sonar increíble, pero me incorporé después de realizar incontables procesos y no tenía idea de lo que era cirugía plástica. Claro está que me enamoré de la carrera al poco tiempo (Silva, 2018).

Como puedes notar en la entrevista, es posible darte cuenta de que, aunque a veces te sientas desorientado o no sepas qué estás haciendo, quizá con un poco de tiempo (y hago hincapié en la palabra poco, tampoco se trata de estar insistiendo dos o tres años a ver si te llega a convencer) llegues a encontrar tu verdadera vocación.

Como dice uno de mis mentores con sabiduría: "equivócate, pero equivócate rápido". Pon un tiempo de prueba que solo tú establezcas para determinar si es lo que quieres o no, investiga todo lo posible acerca del tema, prueba diferentes acercamientos/visiones de un mismo tópico, que no quede por ti y siempre mantén una buena actitud. Porque, como dice Victor Küppers, "las personas somos como focos y vamos transmitiendo un *felling*/química/ sensaciones, a veces ves a alguien con 300 kw y a otros con 10 kw".

Asimismo, Küppers explica su postura mediante la siguiente fórmula: "cha"; y ¿qué quiere decir esto?: conocimiento, habilidad, actitud. Esta pequeña fórmula dice que para todo lo que uno quiere hacer en la vida se necesitan conocimiento, habilidad y actitud. "Tú no eres una persona grandísima por tus conocimientos, tú no eres una persona grandísima por tu habilidad, tú lo eres por tu actitud. Porque las primeras dos palabras suman, pero la tercera multiplica. Esa es la diferencia entre ser un *crack* y alguien promedio". Así pues, sacamos como conclusión que siempre hay que estar con una buena actitud y con excelente disposición.

Entrevista con Sergio Zaragoza, traumatólogo/empresario

Daniel: ¿Cómo formar un modelo de negocio alrededor de la medicina?

Dr. Zaragoza: Salimos de la carrera, y ¿quién te dice cómo poner un consultorio?, ¿cómo debes cobrar una consulta? ¿Hay que regalar la consulta? Hoy en día existen muchos negocios alrededor de la medicina, lamentablemente no pensamos en dinero, va uno a la tienda y todo tiene un valor; va uno con el contador y la consulta tiene un valor; va uno con el abogado a resolver un problema y tiene un costo; cuando estamos en la calle o reuniones y alguien menciona que le duele la garganta, tú rápidamente anotas en cualquier papel algún medicamento, pero ¿cuándo te preguntan cuánto te tienen que pagar?

No quisiera uno actuar de esa forma, pero también nosotros tenemos que vivir y sostenernos económicamente. Siempre veía alrededor de la medicina cómo los pacientes me iban a dejar dinero, claro teniendo un buen servicio con el paciente, cuidándolo y ayudándole en sus problemas, pero siempre pensando cómo mantener una familia y solventar mis gastos. Lo más frecuente que nos pasa en la vida son accidentes menores, como machucarte un dedo, una raspada, cortarte con el cuchillo, caerte de las escaleras, etcétera. Entonces quise desarrollar un modelo de negocios alrededor de ello, por lo que tomé cursos con los de la empresa Disney porque me llamaba la atención cómo todos eran felices ahí. Inicié mis servicios rentando un consultorio como médico general y lo compartía con un ginecólogo; también creía que había que tener un equipo instrumental, así que comencé a comprarlo.

En mi opinión, el médico debe tener un consultorio desde que concluye la carrera para empezar a motivarse, tener algo de recurso, darse a conocer y empezar el proceso; esto es como un vino, tiene que madurar para poder ser bueno. Cuando uno termina la carrera, las personas no se van a dejar operar por ti porque nadie se atreve a ponerse en manos de un joven recién egresado. A mí me sirvió mucho relacionarme con médicos que me empezaron a orientar hacia dónde ir, a desarrollar una especialidad y un modelo de negocios alrededor de eso.

Actualmente dudo que un médico sea rico de la medicina, el hospital se lleva la mayor parte de las ganancias; se puede vivir muy bien y no te va a faltar nada, pero no vas a hacer el patrimonio que se hacía hace 30 o 40 años. En mi caso comencé rentando el consultorio a médicos porque ellos te lo pueden rentar por días, semanas, meses o años. El modelo fue desarrollándose alrededor de las necesidades que iban surgiendo: farmacia, laboratorio, unidad de rehabilitación, entre otras cosas más. Claro que depende del enfoque que le quieres dar, hay algunos que su meta es ganar el premio Nobel o el Robbins y es válido, lo que nunca se tiene que hacer es descuidar la ética. Eso no debe hacerse bajo ninguna circunstancia.

Me ha quedado grabado con mucha fuerza algo que una vez me comentó una paciente. Viene al consultorio, la reviso de manera rutinaria y me dice: "Doctor, estoy muy sentida con usted". Entonces, yo le pregunté: "¿Por qué?, ¿le fallé o le falté al respeto o algo así?" Me contestó: "Yo vengo a que me escuche, no a que me cure". Después de muchos años entendí su mensaje. Gran parte de las enfermedades son psicosomáticas, la mayoría de los pacientes a veces necesitan una mano amiga que los acompañe y ayude en diferentes situaciones y se les receté un medicamento en caso de ser necesario. En estos tiempos se ha perdido la sensibilidad, y el carisma es fundamental para ofrecer una mejor atención a los pacientes.

Por ejemplo, a un paciente que viene a revisión, a los dos o tres días le marco para preguntarle cómo sigue; o viene y nos platica que su mamá o hijos tienen un problema, también le hablo unos días después para saber cómo va. Este paciente seguramente regresará conmigo a consulta y en parte puede deberse gracias al trato amable que le estoy dando. Siempre hay que regresarle algo a la sociedad de lo que nos ha dado (Zaragoza, 2018).

¿Y si la medicina no es lo mío?

¿Y si esto no es para mí? ¿Qué chingados estoy haciendo? ¿En qué momento se me ocurrió estudiar medicina? Y, ¿si no soy tan bueno como creo? De pronto un día las dudas nos inundan la cabeza poco a poco, como una bola de nieve cuesta abajo y se van haciendo más y más grandes. No conozco ningún colega que no haya dudado alguna vez sobre si de verdad quiere este estilo de vida o si decidió bien su profesión. Nos hacemos castillos en el aire pensando qué pasaría si hubiésemos escogido otro camino.

En lo personal mis dudas llegaron casi al final de la facultad, cuando cursaba las materias de pediatría e infectología (materias que aborrecía); fue entonces que comencé a pensar en qué fregados estaba haciendo de mi vida. Bien pude haber escogido x o y profesión o desarrollarme en la empresa familiar teniendo un futuro relativamente seguro. Si bien a los 19 años ingresé a la carrera, no me consideraba lo suficientemente maduro para tomar una decisión de esa magnitud; vamos, creía saber al cien por ciento lo que deseaba hacer, sin querer queriendo no busqué siquiera informarme de cuánto duraba uno para llegar a ser especialista y así no rajarme antes de tiempo; no sabía todo lo que tenía que pasar, todo el esfuerzo que debía hacer para poder cumplir el que algún día fue mi sueño.

Viendo paso a paso cómo se esclarecía el panorama, volví a preguntarme si de verdad lo que estaba haciendo era lo quería y, gracias a los consejos de algunos de mis mentores, es que terminé por descubrir que deseaba en verdad ser médico. Hay personas que se dan cuenta de lo que quieren más tarde; por ejemplo, tuve una compañera que a la mitad del internado intuyó que ella no quería el estilo de vida de un doctor, pues su sueño era tener una familia.

Es importante hacerte estas preguntas y más si tu intención es seguir con una especialidad.

- ¿Qué especialidad quiero?
- ¿Cómo va a ser mi estilo de vida?
- ¿Quiero casarme o estar solter@?
- ¿Me levantaría en las madrugadas a ver pacientes?
- Si me marcan y estoy ocupad@, ¿qué haría?
- ¿Cuáles serían mis horarios?
- Los sacrificios que voy a hacer, ¿valen la pena?
- ¿Me veo haciendo algo más?
- ¿Qué me hace feliz?

Dudar está bien, no te hace ni mejor ni peor persona; la gracia está en hacer lo que a ti te gusta y te hace feliz; lo complejo está en encontrar una profesión que disfrutes y que no la sientas como un trabajo, ya que a ella te dedicarás una buena parte de tu vida.

La economía del médico

"El único presupuesto bueno es el presupuesto equilibrado".
Adam Smith

Tengo la certeza de que infinidad de veces has escuchado que a los doctores les va muy bien económicamente. Te tengo una sorpresa: como especialista, a lo mejor tendrás más posibilidad de lograrlo; como médico general, lamentablemente la sociedad te verá como un fracaso: "¡Ah!, eres médico general", "¡como que no te especializaste!", "¡eres doctor de farmacia!", estos y millones de comentarios más llegarás a escuchar durante la carrera o si no logras tener una especialidad.

Sin embargo, hay que hacernos la siguiente pregunta:¿qué estamos haciendo mal como sociedad para quitarle el mérito a estudiantes de medicina que, si no logran pasar el examen de especialidad, significa que no valen? Vivimos en un mundo capitalista que supone la competencia de uno contra los demás: hay que destacarnos lo más que podamos, ser más que el otro, tener más que el otro, saber más que el otro… Algunas veces no es posible lograrlo, es imposible saberlo todo e inhumano ser el mejor en todo.

Desde mi punto de vista, ¿qué se tendría que hacer? Un gran filtro académico durante los primeros años de la carrera, para no dar esperanzas a miles de estudiantes o hacerlos per-der tiempo, que es lo único que no podemos recuperar. No hablaré más de estos temas que, desde mi punto, de vista deberían ser tratados de manera regular, pero que no lo son y quiero que los tengas en cuenta.

Volviendo a la idea principal de este apartado. No tienes

idea lo difícil que es hacer dinero como médico, aunque eso sí, si le "pegas al gordo", ganas y mucho. Percibo que la mayoría de mis compañeros no toman en cuenta este aspecto y me gustaría que se preocuparan un poco más por el tema económico. Te estarás preguntando por qué hago hincapié en este punto y mi respuesta es que aunque está claro que la carrera en sí está catalogada como altruista, pues entregas tu tiempo/ vida para mejorar la de los demás, también tienes gastos y placeres que de seguro te gustaría cumplir.

Un capítulo por el que probablemente pasarás en tu vida como médico es ver a todos tus amigos que no son médicos –ya sean financieros, licenciados, arquitectos, casi cualquier tipo de profesión–, emprendiendo o ganando alguna suma "considerable" para su corta edad; mientras tú pasas muchas horas en una biblioteca para leer los principios de cirugía o estudiar algún libro que te ayude a preparar el próximo examen. Esos momentos son sumamente difíciles, en los cuales te preguntarás si vale la pena seguir estudiando seis u ocho años o los que te falten para alcanzar la meta que te estableciste desde muy joven.

También debes saber que te privarás de viajes, despedidas de soltero, idas a comer, a cenar, cambiar de automóvil o independizarte muy pronto de tus padres. En esta profesión lamentablemente comenzarás a ganar ingresos comparables con tus horas de estudio, tiempo y dedicación hasta aproximadamente los 30 años, pocos más, pocos menos. Lamentablemente vivimos en una sociedad machista en que como hombre te ves en una situación muy difícil en el aspecto económico, pues el hombre es el principal sustento de la familia; hago este comentario sin menospreciar a las mujeres, solo hago referencia a esta idea que implica que el hombre tiene la responsabilidad de ser el proveedor familiar.

Antes de comenzar este largo camino uno piensa: cuando sea especialista o me dedique a dar consulta o a realizar cirugías, de pronto me caerán los millones pesos del cielo. Lo más cercano a la realidad es que termines tus estudios, te encuentres listo y por más preparado que estés, los pacientes no son como compradores habituales. Este es un mercado difícil porque solo acuden al médico cuando tienen algún padecimiento y por lo regular es difícil comenzar a tener pacientes. El contar con una cartera de pacientes se vuelve una tarea complicada, postergando aún más que recibas ingresos, incluso hay quienes tienen que trabajar en dos o tres lugares al mismo tiempo para poder mantenerse. No es fuera de lo normal los casos en los que se trabaja en una institución pública y el salario se va en mantener el consultorio privado, eso aunado a otros gastos que pudieran surgir.

¿Qué te recomiendo? Primero, hablar con claridad con tus padres sobre este tema, seguramente o lo más probable es que ellos sean tu principal apoyo económico mientras estudias. No hay nada como dejar las cosas claras para que no se preste a malas interpretaciones y que ellos sepan también en lo que te tendrán que apoyar si es que pueden. Segundo, como lo menciona Thomas J. Stanley, invertir tempranamente es la diferencia de por qué otras profesiones tienen más dinero que los médicos.

> Uno de los problemas que veo es que el médico actualmente solo se enfoca en eso, hacer medicina, pero antes que médico eres persona y como sujeto puedes hacer infinidad de cosas, puedes vender tacos, tortillas, barrer, ir al espacio (Zaragoza, 2018).

Recuerdo muy bien mi primer día de internado. Estaba en una central de enfermería conociendo el hospital y la forma de trabajo. Un doctor (alrededor de 65 a 70 años) a quien no llegué a conocer personalmente comienza a hablar por celular a unos centímetros de distancia. Escucho que empieza a quejarse de la situación económica (¡nada nuevo, pienso!) y me pongo atento a su conversación. Para mi sorpresa oigo que dice: "¡No tengo absolutamente nada de dinero ahorrado para cuando me retire!"; me quedé perplejo, pues suponía que los doctores, al menos en el ámbito privado, invertían o tenían su buen fondo para el retiro. Imagina llegar a esa edad todavía dependiendo del día a día, después de tantos años de esfuerzo; por una mala planificación puedes pasar los últimos años de tu vida sin ser libre económicamente.

Es sorprendente oír tantas quejas de personas del medio acerca de que durante la carrera en esta profesión no se enseña nada acerca de finanzas, contaduría o economía en general.

Como médico puedes ser

Empleado	Empresario
▫ Tienes la seguridad de una nómina.	▫ Tiene un sistema trabajando para él.
▫ Cambias tu tiempo por dinero.	▫ Invierte dinero y el riesgo es mayor.
▫ Si no trabajas, no cobras.	▫ El horario es flexible.
	▫ Si sale de vacaciones, sigue generando dinero.
	▫ Está sometido al rendimiento de su empresa.
Autoempleado	Inversionista
▫ Eres dueño de tu empleo.	▫ Tiene dinero trabajando para él, pues no es dueño del negocio donde invierte.
▫ Si sales de vacaciones, dejas de ganar dinero.	▫ Espera rendimientos de su inversión.
▫ Los ingresos dependen de tu esfuerzo.	▫ Si la situación va mal, puede mover su dinero a otro lugar.
	▫ Su tiempo no es necesario para generar dinero.

La mayoría de los médicos se encuentran en el cuadrante de empleado y autoempleado. Un médico que trabaja en el Instituto Mexicano del Seguro Social (imss) es un empleado; un médico que tiene su consultorio privado o cirujano es un autoempleado. Pocos son los empresarios y los inversionistas.

Thomas J. Stanley clasifica a las personas como paw (prodigioso acumulador de riqueza) o uaw (por debajo de la acumulación de riqueza), respectivamente. Este autor en sus investigaciones ha descubierto que en general los médicos no son paw, ya que a pesar de que se encuentran en una de las profesiones con mayores ingresos, los doctores no son propensos a acumular grandes cantidades de dinero. Por cada doctor en el grupo de paw, hay dos en el grupo de uaw.

Los médicos, a diferencia de otros profesionistas, empiezan a generar dinero tarde en su vida, además de que es difícil acumular riquezas mientras se estudia. A mayor tiempo en la escuela, más tiempo se pospone el producir riqueza y formar un patrimonio. La mayoría de los expertos en riqueza están de acuerdo en que en cuanto se empiece a invertir, es mayor la oportunidad de acumular grandes cantidades.

Esta premisa tiene una explicación: se atribuye a que en general los médicos son más altruistas, contribuyen a causas o fundaciones, se dedican tanto al estudio de sus pacientes que no tienen tiempo para dedicar a su situación financiera y creen que una gran cantidad de pacientes se traduce en gran cantidad de ingresos económicos; dan por hecho que las grandes cantidades que llegan a ingresar seguirán ahí por el resto de sus días y no hacen planes para el retiro. Por ejemplo, viven bien, incluso con múltiples vehículos, renovándolos año con año sin tener una idea de que este es un pasivo (activo es lo que te genera dinero, pasivo aquello que saca dinero de tu bolsillo). Es una falsa creencia y de las más comunes pensar que comprar un auto no es una pérdida de dinero, con el simple hecho de sacarlo de la agencia su valor disminuye y hay que invertir en llantas, gasolina, reparaciones, seguro, refrendo, etcétera.

Por otro lado, los médicos considerados como paw dedican tiempo a revisar su plan financiero, conocen su presupuesto y viven por debajo de él para tener dinero para hacer una inversión. Nunca serás financieramente libre si vives por encima de tu presupuesto; aun si generas grandes cantidades de dinero, debes vivir por debajo de ellas si tu intención es lograr la libertad financiera; por ello, te recomiendo que dediques tiempo y energía preocupándote acerca de tu futuro económico.

Albert Einstein argumenta que "La fuerza más poderosa del universo es el interés compuesto". ¿Qué es el interés compuesto? Este representa la acumulación de intereses que se han generado en un período determinado a partir de un capital inicial (ci) o principal a una tasa de interés (r) durante (n) periodos de imposición, de modo que los intereses que se obtienen al final de cada período de inversión no se retiran, sino que se reinvierten o añaden al capital inicial, es decir, se capitalizan. Es aquel interés que se cobra por un crédito, el cual, al ser liquidado, permite que se acumule al capital (capitalización del interés), por lo que en la siguiente liquidación de intereses, el interés anterior forma parte del capital o base del cálculo del nuevo interés.

La conducta/psicología en el ámbito médico

En este momento tal vez te estás haciendo la siguiente pregunta: "¿a mí eso en qué me afecta?" Expondré diversos ejemplos de esta doctrina aplicados al mundo de la medicina y cómo afecta el resultado de los pacientes; pero como es necesario saber el porqué de las cosas, así como las bases; o ¿posiblemente esperarías llegar a un quirófano y pedir el bisturí sin siquiera haber estudiado anatomía?

¿Acaso te habías puesto a pensar en los efectos conductuales/psicológicos en los médicos? En un artículo publicado en la revista *The Economist,* titulado "Mixed Surgical Teams Lead to Less Medical Error", se menciona que los cirujanos son personas y las personas, por ende, son animales. Los animales están acostumbrados a pelear entre ellos, por lo que llamó la atención de estudiosos del comportamiento humano la relación que guardan los cirujanos entre sí en un quirófano. Se utilizaron métodos para construir etogramas de algunos equipos quirúrgicos; un etograma es un catálogo de tipos de conductas que se presentan en cierto grupo de animales.

Así pues, se observaron interacciones entre 400 doctores, enfermeras y técnicos durante 200 cirugías. Se hizo un registro de todas las comunicaciones no técnicas que tuvieron y se clasificaron como *cooperativas* (si probablemente darían un mejor resultado quirúrgico), *conflictivas* (si potencialmente comprometían la seguridad del paciente) o *neutrales*.

Tal como se describe en *Proceedings of the National Academy of Sciences*, después de analizar cada uno de los más de

6,000 insultos dichos e intercambiados, se descubrió que la comunicación quirúrgica en realidad imita el comportamiento de los animales salvajes, tanto colaborativos como hostiles. En particular, como ocurre entre los animales salvajes, los individuos compiten por dominar a otros de su propio sexo, mientras tratan de congraciarse con miembros del opuesto.

Si tenemos en cuenta la reputación especial de los hombres ante tales encontronazos, no resultaba sorprendente que los equipos quirúrgicos predominantemente masculinos, dirigidos por un hombre, tuvieran el doble de probabilidades que los equipos similares liderados por una mujer de experimentar conflictos: 50.6% de las operaciones, en lugar de 21.3%; mientras que en los equipos femeninos no hubo diferencia, independientemente del líder. Sin embargo, lo más intrigante fue lo detectado por el doctor Jones, quien observó que la fracción de interacciones era de mayor colaboración, independientemente de si el cirujano principal era un hombre o una mujer, cuando ese líder era del sexo opuesto a la mayoría de los subordinados.

Investigaciones anteriores sugieren que entre 70% y 80% de los contratiempos quirúrgicos son causados por interacciones conflictivas. Las conclusiones del trabajo del doctor Jones y el doctor De Waal proponen que esas fracciones podrían reducirse, en el corto plazo, si se mezclara y combinara el personal; y que, en el largo plazo, ayudaría a reducir los contratiempos el que se alentara la participación de más mujeres en lo que ahora es una profesión dominada por hombres. Mezclar y combinar, sin duda, resulta más fácil de hacer.

Vamos a profundizar un poco más en la psicología del ambiente médico. La medicina es una industria, por así decirlo, muy peculiar. En México se gasta aproximadamente 5.6% del pib (producto interno bruto) en ese rubro según *El Financiero* (Usla, 2019). Existe la medicina privada y la medicina institucional, esta última atiende a la mayoría de la población y en algunos casos los que más consumen este tipo de servicios no pagan por ello o pagan menos de lo que cuesta por factores socioculturales, económicos, etcétera; sin embargo, lo que no es común en esta industria es encontrar a las personas que se encargan de determinar o manejar cómo son gastados los recursos que, en este caso, serían los médicos, pues raramente tienen conocimientos financieros, ya sea como dueños o como empleados. Es por ello que abordaremos lo que la economía dominante y sus suposiciones nos enseñan:

1. La primera y más fundamental suposición es que todos somos racionales. En economía estándar es una suposición en la que se asume que tanto compradores y vendedores, como individuos y organizaciones, siempre actúan a favor de sus intereses.
2. Se deduce que todos los participantes del mercado conocen sus preferencias.
3. Se supone que todos los participantes del mercado tienen conocimiento total acerca del producto o servicio que están utilizando, sus pros y contras, así como los precios que se ofrecen en otros lugares.
4. Por último, hasta la economía dominante admite que a veces tanto el consumidor como el productor cometen errores (se asume que estos errores son al azar y no ocurren de manera sistemática).

*Se entiende por compradores a los pacientes; vendedores a los prestadores de servicio de salud y mercado a la población en general.

Es obvio que estas suposiciones no describen todo el tiempo la realidad; de hecho, no es así como ocurre la mayoría de las veces. Las personas no siempre actúan de manera racional; no tienen toda la información acerca del producto o servicio cuando se hace una compra y en ocasiones no saben exactamente qué prefieren.

El reto de la economía conductual. Este campo de estudio es relativamente nuevo, ya que se formó gracias al trabajo de los reconocidos Daniel Kahneman y Amos Tversky en la década de los años setenta; posteriormente, en 2002, ambos obtendrían el Premio Nobel de Economía. Cabe mencionar que dichos personajes no eran economistas, sino psicólogos conductuales, que se dan a conocer en 1979 por un artículo llamado "Prospect Theory: An Analysis of Decision Under Risk", publicado en la muy reconocida revista *Econometrica,* el cual ofreció una interesante alternativa a la economía neoclásica común.

Las premisas del artículo parten primero de una suposición de que el comportamiento humano tiene validez tanto para economistas como para la gente común. Reconoce que no todos somos racionales o que, al menos, no lo somos todo el tiempo. Compradores y vendedores, así como individuos y organizaciones, no siempre actúan en beneficio propio. La economía conductual supone que las personas aprendemos nuestras preferencias a través de la experiencia y de la prueba y el error. Además, señala que tomamos decisiones con base en nuestra situación correspondiente.

La economía conductual ha encontrado cuáles preferencias son de hecho, y no asume que los compradores y los vendedores no son siempre racionales, sino que también está la teoría de que existe un principio fundamental de que las desviaciones de la elección racional son sistemáticas y pueden predecirse. Asimismo, se ha demostrado dónde y en qué parte tú empiezas a hacer una diferencia. El inicio, por así llamarlo, es decir, la posición de *default*, es extraordinariamente poderoso.

Hay dos estudios, realizados por Eric Johnson y Daniel Goldstein (2003), quienes examinaron la tasa en la que los adultos en Europa se registraban para ser donadores de órganos en potencia, que remarcan esta afirmación. En cuatro países: Dinamarca, Holanda, Reino Unido y Alemania, entre 4% y 27%

de los adultos eran registrados para ser donadores de órganos. ¿Qué opinas? Parece ser una tasa alta si la comparamos con la de nuestro país: en un artículo de *La Capital,* titulado "¿Qué desalienta la donación de órganoes en México", citan datos del conacyt, que reportan que tan solo 3.9 de personas por cada millón de habitantes donaron sus órganos al fallecer. Cabe aclarar que no es lo mismo estar inscrito en el programa de donadores a ser donador, pero prosigamos con el estudio (Usla, 2019).

En otras siete naciones de Europa el porcentaje de adultos inscritos en el programa de donación era entre 86% y 99%. La explicación de los autores fue la siguiente: en los primeros cuatro países los adultos que quieren ser parte del programa de donadores deben ellos darse de alta, mientras que en los otros países el registro se da por *default.*

Otra gran contribución de la economía conductual es el valor especial de cero. ¿Alguna vez te has preguntado por qué si algo es gratis de repente todo el mundo lo quiere? Dan Ariely condujo una serie de experimentos que manejaban los precios relativos de diferentes productos. Todos los estudios arrojaron el mismo resultado: cuando uno se enfrenta ante la posibilidad de elegir una opción de compra entre distintos productos, las personas escogen la opción que tenga el mayor costo/beneficio. Así pues, para determinar si las personas reaccionan a productos sin costo, se hizo la prueba para ver si los consumidores tenían la tendencia a obtener más producto cuando este era gratis que si el mismo producto costara poco. Sin embargo, aunque tal comportamiento sería consistente con una reacción exagerada a la libertad, también podría simplemente reflejar un aumento de la demanda cuando baja el precio (Shampanier, Mazar y Ariely, 2007).

Por otro lado, este comportamiento no es suficiente para demostrar si el aumento en la demanda, cuando el precio cae de 1 dólar a 0, es mayor que el aumento de la demanda cuando el precio baja de 2 dólares a 1 peso, porque ese patrón de comportamiento podría reflejar una estructura de demanda no lineal en precio.

Los experimentos llevados a cabo tuvieron el mismo resultado: a los participantes se les entregaron tarjetas de regalo de Amazon con 10 y 20 dólares. Cuando se les ofreció una tarjeta de regalo de 10 dólares a 5 dólares, una de 20 dólares a 12 dólares o ninguna tarjeta, 29% seleccionó la de 10 dólares y 71%, la de 20 dólares. Después los autores del estudio bajaron el precio de las tarjetas de regalo 4 dólares cada una, así que la tarjeta de 10 dólares ahora costaría solo 1 dólar y la de 20 dólares, 8 dólares. Esta vez los resultados arrojaron que 36% de los participantes seleccionaron la tarjeta de 10 dólares, mientras que 64% escogió la de 20 dólares. El siguiente paso del experimento fue que los autores disminuyeron de nuevo el precio de las tarjetas de regalo en 1 dólar cada una; la de 20 dólares quedó en 7, mientras que la de 10 dólares era gratis porque quedó en 0.

El resultado ya lo podrás imaginar. El cien por ciento de los participantes escogió la tarjeta de 10 dólares. En consecuencia, se llegó a la conclusión que el valor de 0 es un bien que no tiene costo, por lo tanto no hay pérdidas. Cualquier sentimiento que tenga el participante que haya perdido algo de dinero o alguna oportunidad queda al margen porque se piensa que no puede haber pérdidas si el precio es 0.

¿Qué significan los planteamientos si se aplican a la medicina? Imagina que un día estarás de guardia, lo más probable es que realices el internado en una institución pública. El escenario es el siguiente: estás en el área de urgencias de pediatría, son las 2:00 horas, y llegan unos padres con su hijo, preocupados porque desde hace tres días tiene una tos que no se le quita. En este momento te aseguro que pensarás lo mismo que cualquier médico que ha pasado por esta situación. ¿Y por qué lo traen hasta ahora? La respuesta más común es porque no los deja dormir y entonces a ti tampoco te dejará dormir; lo revisas y, efectivamente, trae la faringe hiperémica, un poco irritada y nada más. ¿Por qué será que es muy común este tipo de situaciones? Debido a que la salud institucional no les cuesta directamente nada y, además, lo más probable es que le recetes un medicamento que proporciona la institución, lo que es un caso típico de costo 0. Cuando las personas no tienden a pagar por un servicio, este mismo se utiliza de más.

Te has hecho alguna vez las siguientes preguntas: ¿por qué los pacientes rechazan los medicamentos gratuitos o genéricos que tienen la misma eficacia que sus similares, pero a un mayor costo? ¿Por qué piensan que lo más caro es mejor?

En ocasiones el valor de 0 mencionado pierde su razón, incluso podría funcionar de manera opuesta. Es común ver pacientes que se resisten a recibir medicamentos genéricos porque piensan que por ser de menor precio su calidad no es tan buena como la usual, incluso a veces los pacientes descalifican a cierto personal de la salud porque cobra barato y consideran que por ese motivo han de ser malos médicos.

En 2008 se realizó un estudio que consistía en dar una serie de *shocks* eléctricos para determinar el nivel de dolor que sentían los participantes. Acto seguido se les pedía ingerir una pastilla y se les mencionaban que era un nuevo analgésico, aunque en realidad era un placebo; a la mitad del grupo se le informó que el costo por pastilla era de 2.50 dólares y a la otra mitad se le dijo que era de 0.10 centavos de dólar. Posteriormente se les volvió a proporcionar una serie de *shocks* eléctricos y se les pidió que calificaran el nivel de dolor. En el grupo que ingirió la pastilla de 2.50 dólares se reportó una reducción del dolor en 85% *vs.* 61% de su contraparte (Carey, 2008).

¿Por qué los pacientes insisten en que se les recete medicamento, una inyección o pruebas de laboratorio cuando acuden al médico? La respuesta corta se explica por el sesgo de acción, concepto que se usa para explicar el comportamiento a veces desconcertante y notablemente inconsistente de los pacientes. Los pacientes sufren de sesgo de acción, excepto que el paciente acude al médico cuando supone que algo anda mal. Su vida normal ha sido irrumpida por el dolor, sufrimiento, preocupación y ansiedad. Ellos acuden al médico esperando que se haga algo para restaurar el orden, alguna intervención para que su vida vuelva a la normalidad, desde una prescripción, una inyección, una orden de laboratorio o un estudio de imagen. El paciente quiere que se haga algo al respecto y de manera definitiva.

Por supuesto, el sesgo de acción está siendo operado por el sistema 1. La enfermedad incluso puede ser relativa y de corta duración, pero para el paciente puede llegar a afectar su tranquilidad. Como menciona un estudio publicado en el libro de Hough (2013), las probabilidades no demuestran que tenga un alto impacto en un paciente diferenciar entre una enfermedad; las probabilidades no parecen tener mucho impacto en una situación de alto afecto, y parece que las personas no pueden distinguir entre probabilidades bajas, es decir, la seguridad del médico de que solo existe una pequeña posibilidad de que el problema sea grave puede no ser reconfortante. Lo único que reducirá el efecto es alguna acción, casi cualquier acción (Hough, 2013: 110).

Entonces, ¿por qué los pacientes no se adhieren al tratamiento que les prescribe el médico? Si son tan insistentes o al menos esperan recibir algún tipo de tratamiento cuando van a visitarte, ¿por qué no siguen las órdenes médicas que se le indican? Douglas Hough describe dos tipos de falta de adherencia: la primaria, que consiste en ni siquiera comprar el medicamento; y la secundaria, se basa en no seguir la dosis, tiempo o instrucciones al pie de la letra y falta de persistencia o descontinuar el tratamiento antes de lo especificado. La evidencia arroja que de 5% a 25% de las prescripciones no se compran (2013: 114-120). El predictor primario para la pobre adherencia al tratamiento indicado por el médico se ha descrito como presencia de problemas psicológicos, deterioro cognitivo, relación médico-paciente deficiente, complejidad en el tratamiento, alto costo monetario (Hough, 2013: 114-120).

Otra de las razones para la falta de adherencia al tratamiento es presentar una enfermedad asintomática, entonces como el paciente puede llegar a mostrar síntomas solo después de mucho tiempo, como es el caso de enfermedades como hipercolesterolemia, hipertensión, diabetes, la adherencia es poca; en comparación, si el paciente acude por cefalea, lo más seguro es que tome la medicina siempre y cuando esta se le entregue o la tenga en su hogar.

Este es el clásico ejemplo del paciente que busca sus síntomas, digamos dolor, fiebre, astenia y adinamia en Google, que le puede arrojar resultados de posibles diagnósticos como cáncer, por decir algo exagerado, y entonces visita al médico mortificado y contando sus días de vida.

Otro estudio llevado a cabo por Carman *et al.*, "Evidence that Consumers Are Skeptical About Evidence-Based Health Care", nos proporciona datos en los cuales los participantes sugieren que mayor cuidado es sinónimo de mejor cuidado, nuevos medicamentos son igual a mayor tratamiento, así como 33% pensaba que "obtienes por lo que pagas, y los mejores tratamientos usualmente cuestan más que los que cuestan menos"; por otro lado, 27% estuvo en desacuerdo y 40% no estaba seguro de ello (2010: 1400-1406).

La consulta se considera como un acto económico, en el cual la interacción paciente-doctor se lleva a cabo como comprador-vendedor, en donde el primero tiene menos información que el segundo acerca de los servicios; en nuestro caso, síntomas, enfermedades y tratamientos. ¿Cómo se podría estar seguro de que el médico-vendedor busca lo mejor para el paciente sin alguien de por medio que vele por los intereses del paciente con sinceridad? El acuerdo se basa en la confianza que nos inspira nuestro galeno de preferencia, una fe que en algunos casos puede llegar a ser ciega, pues sabemos que está capacitado para atender nuestras necesidades, sus credenciales lo avalan de cierto modo, aunque la especulación es expectante.

Sin importar los beneficios de la relación médico-paciente, el primero casi siempre prefiere la acción a una espera expectante (a menos claro que la acción sea peor que la espera) y el paciente estará decepcionado si el médico escoge la espera ante su padecimiento. Como resultado los médicos sucumben ante el sesgo de acción y se unen al paciente en la utilización de pruebas diagnósticas y prescripción de medicamentos. Desafortunadamente esto afecta al paciente de dos maneras: servicios innecesarios y la relación médico-paciente.

En el año 2008 en Estados Unidos se realizaron 956 millones de visitas al médico, cerca de 3.2 por cada individuo. En 88% de los casos fue debido a que el enfermo y el doctor ya habían establecido la relación médico-paciente, es decir, ya se conocían. Cerca de un tercio acudieron al médico por una enfermedad crónica, un tercio más acudieron por un nuevo problema, un quinto por cuidados preventivos y 7% por algún problema quirúrgico. Ahora viene lo interesante: en casi nueve de cada 10 casos, el medico ordenó o proveyó uno o más diagnósticos o pruebas diagnósticas. En 49% de las visitas se realizó alguna prueba de sangre, ya fuera para tomar biometría hemática, colesterol, glucosa, antígeno prostático. Más de 40% de las veces el médico ordenó otro tipo de prueba, como examen general de orina, electrocardiograma (ekg), prueba de papanicolaou, biopsia, colonoscopía, pruebas de enfermedades de transmisión sexual o pruebas de embarazo. En 15% de las visitas se realizaron exámenes de imagen: rayos X (58 millones), mamografías (21 millones), resonancias magnéticas (15 millones), tomografías (15 millones) y ecocardiogramas (12 millones). Finalmente, en menos de un cuarto de los 956 millones de visitas no se prescribió o dio ningún medicamento. Fueron

711 millones las veces que el médico prescribió algún tipo de medicina en 2008. El número de pacientes que recibieron un medicamento fue de 216 millones; dos medicamentos, 146 millones; entre tres y cinco medicamentos, 142 millones, para un total de 2.3 mil millones de prescripciones realizadas en 2008. Por otro lado, en solo 36% de las visitas se ofrecieron recomendaciones sobre educación o prevención de la salud como dieta, ejercicio, dejar el cigarro, higiene.

La psicología del paciente nos lleva a ser cómplices de cierta manera y, por ende, hay altos gastos en los servicios de salud (más prescripciones, más procedimientos, más pruebas de laboratorio y gabinete), sin que haya en sí mejores resulta-dos (Campbell, 2000; Svenson, 1981; Gabriel, Critelli y Ee, 1994).

Crecer es doloroso, pero estancarse es peor, ¿no?

Pasarás por momentos difíciles, aquellos en donde te separes de tus amigos, seres queridos, novio/a, etcétera. Cada quien va trazando su camino y es momento de que conforme vaya transcurriendo el tiempo adquieras más responsabilidades para ser mejor. En algunas ocasiones tendrás que dejar tu ciudad para irte a la universidad a otro destino, a hacer prácticas fuera de tu hogar, el internado, la especialidad. Habrá veces que te perderás de cumpleaños, fiestas, aniversarios o, incluso, si estás de guardia, del festejo por Navidad y año nuevo. Y todo esto, ¿para qué?, te cuestionarás más de alguna vez. No te preocupes, en esas fechas, por ejemplo, las vacaciones decembrinas, todo el personal del hospital donde estarás va a vivir la misma situación que tú. Y sí, se vuelven como una segunda familia. No conozco absolutamente ni una persona que no tenga una relación de amor-odio (más amor que odio) en el hospital donde hizo su internado.

Como bien se dice, tu zona de confort es un lugar hermoso, pero nada crece ahí. Como es costumbre, verás que tus amigos se irán a otras ciudades a vivir y tú te quedas donde mismo o, bien, puede ser el caso contrario; todos tienen la misma finalidad: perseguir nuestros sueños.

Salir de la zona de confort es muy difícil, no cualquiera se atreve a hacerlo, te invito a que lo hagas, pero no a lo tonto o sin ningún motivo. Estudia bien la situación, ve el panorama completo. Algunos llaman a esta zona el asesino silencioso, por ser lenta y eficaz; entramos de manera tan tranquila, aunque constantemente nos distrae de las metas que nos fijamos alguna vez: un capítulo más de mi serie, hoy no voy a estudiar, me conformo con pasar, esta y muchas frases más nos decimos a nosotros mismos con el fin de convencernos de que lo que hacemos no es tan grave.

De repente tu rendimiento ya no es el mismo, estás distraído. Lo peor de esta zona de confort es que nos genera una deliciosa comodidad que nos hace recordar que hace tiempo estábamos bien y no debemos seguir esforzándonos para mantenernos. Soy un fiel creyente de que cualquiera puede llegar a la cima, mas quien verdaderamente marca la diferencia es aquel que todos los días se decide y hace las cosas por permanecer en la cima.

Aquellos personajes que tienen un talento nato para alguna habilidad, dicho sea, el caso la medicina, si no la trabajan, ¿a dónde crees que llegarán? No se me ocurre mejor ejemplo que el eterno dilema de Messi *vs.* Cristiano Ronaldo, sin importar quién sea tu favorito; lo que quiero destacar es que es uno nació con el talento para ser el mejor y el otro tiene una mentalidad que seguramente cualquiera envidiaría y en su cabeza piensa que es el mejor y trabaja todos los días para serlo.

Consejo: utiliza la programación neurolingüística para que no olvides o te distraigas de tus objetivos. Coloca una imagen alusiva junto con una frase corta (cinco palabras, por ejemplo) en algún lugar visible de tu casa para que la recuerdes todos los días y te motives a seguir esforzándote por lograr tu meta.

Incómodas suposiciones

"El sentido común es el menos común de los sentidos".
Voltaire

Quiero platicarte una anécdota que me sucedió cuando cursaba el internado. Uno esperaría que a esas alturas no debería haber dudas tan simples, puesto que han transcurrido ocho semestres de teoría y prácticas en hospitales previamente. Fue uno de esos días en los que casi pierdes la esperanza por la raza humana.

La serie de eventos ocurre de la siguiente manera: llega un paciente a urgencias, no recuerdo por qué motivo, aunque era un *triage* verde (protocolo que se maneja en el área de urgencias: verde significa que no es urgente y rojo, que sí lo es); por ese motivo lo pasan a un cubículo y se prosigue de manera no urgente a darle seguimiento. El médico tratante indica que se coloque una sonda foley al paciente (masculino), por lo que adivinen a quién le fue delegada tal tarea. En efecto, pensaste de la manera correcta. Como son relativamente fáciles y desagradables, le toca a la persona que está por debajo de la cadena de mando, en este caso, el interno.

Uno de los médicos de apoyo le explica al paciente el procedimiento, el cual puede llegar a ser incómodo y doloroso puesto que te están metiendo un tubo de hule por la uretra y nadie en su sano juicio elige tal proceso por gusto. Total, el interno en turno se pone los guantes, procede a lavar los genitales con agua y jabón para desinfectar el área y disminuir la probabilidad de infecciones. Recuerdan que el paciente es masculino, ¿verdad? ¿Por dónde se les ocurriría con la más mínima lógica que se introduciría una sonda cuyo fin es extraer orina?

El interno en turno procede a levantar el área genital y al estar a escasos centímetros pretende introducir la pequeña sonda en el orificio incorrecto, es decir, en el ano. Posiblemente te preguntarás: ¿qué acabo de leer? Es correcto. Una sonda que supone debía introducirse por el pene iba a terminar en el ano de un paciente masculino. ¿Te puedes imaginar la incomodidad, dolor y tantos pensamientos que podrían pasar por la cabeza del paciente si esto hubiera sucedido? Afortunadamente el médico de apoyo se dio cuenta de la situación antes de que terminara la introducción de la sonda y no pasó a mayores el equívoco; ese mismo médico terminó de realizar el procedimiento.

Por ello, si no sabes hacer un procedimiento, por más mínimo que sea, alguna tarea que te encomienden, lo más favorable para todos en estos casos es decir "no sé, pero ¿me puede explicar, doctor?" Probablemente te ganes una reprimenda por parte de quien está directamente encargado de ti y te manden a estudiar. No obstante, esto es preferible a lastimar a un paciente.

Otro caso verídico que sucedió en el hospital fue cuando me di cuenta de que seguramente siguen existiendo neandertales que vagan por el mundo y algunos de ellos se han convertido en médicos. Llega un paciente masculino de 80 y tantos años de edad a urgencias con acortamiento del miembro inferior izquierdo (con ese simple hecho tienes que pensar en problema de cadera), con un grado alto de dolor e incapacidad para caminar. Sus familiares comentan que fue intervenido por fractura de cadera pocos días antes y que le pusieron una prótesis de cadera. La prótesis de cadera consta de tres partes: copa, esfera y tallo. El tallo debe ir por dentro del hueso para agregarle estabilidad a la prótesis. Cualquier traumatólogo certificado te lo puede decir.

En la radiografía posquirúrgica se observa la prótesis por fuera del hueso y parecía amarrada al mismo por un alambre;

si no eres médico y no tienes conocimientos de anatomía puede que no notes que algo está mal, pero a una persona con dichos conocimientos le salta el error de inmediato; por fortuna, el paciente fue intervenido por otro cirujano y se corrigió el error.

La dictadura perfecta

"Esto no es una democracia, es una dictadura. Una dictadura benévola, pero una dictadura, al fin y al cabo".
William Hurt

¡La medicina es todo, menos democrática, es la dictadura perfecta! ¿Cuándo has visto elecciones para ver a quién se le designa un paciente? ¿Votaciones para saber qué fármaco es el indicado? Nunca. Si vienes al medio hospitalario pensando que vas a ejercer tu opinión cada que puedas, estás equivocado y da gracias si vives en un país libre para irte a trabajar a otro lugar.

Las órdenes que damos a los pacientes tienen que ser de manera imperativa y tajante. Si el apego al tratamiento (tema del que hablamos) tiene tantas variantes, ¿cómo crees que sería con frases dóciles, a medio pelo, no claras? La profesión nos indica salvaguardar la salud del paciente a toda costa.

Ejemplos dictatoriales los vemos en el día a día, y ¿por qué es así? Los pacientes no llegan a percibirlo de esta manera, aunque del otro lado como médico es el pan de cada día. Me gusta comparar las profesiones de chef y militar, las cuales a mi parecer son las únicas equiparables con la médica en su ámbito de trabajo. Hay infinidades de ejemplos, y ¿por qué habría de ser diferente? Tú ingresas a una sala de quirófano como primer o segundo ayudante (entre más alta sea la jerarquía, más posibilidades tienes de opinar) y el paciente es del doctor N: ¿crees que va a someter a consenso qué herramientas se utilizarán, cómo tiene que ser el abordaje, etcétera? Cuando tú eres el paciente, tienes la certeza de que tu médico no dudará y hará lo que sea necesario para salvaguardar tu salud, pues, de los contrario, entonces mejor ir con un chamán o un pseudomédico.

Por otro lado, como médico en formación hay dos palabras que nunca se te tienen que olvidar y te salvarán de infinidad de problemas: "Sí, doctor". A alguien con mayor jerarquía que tú no le interesa saber si tú opinas que el medicamento X es me-jor que el Y o que debería hacer A en lugar de B. Es una lásti-ma, pero si quieres ahorrarte dificultades, guárdate tus comen-tarios para ti mismo, abre un blog si quieres y llora en internet. Aunque si tu afán es tal y te carcome la impotencia de no expresar tus altos conocimientos y ser ovacionado como el genio que salvó el día, aprende las maneras correctas para hacerlo saber; por ejemplo: "Doctor, ¿qué beneficios tiene el medicamento X en comparación con el Y para esta patología?" El orden de la jerarquía médica es la siguiente:

1. Directivos
2. Jefe de servicio
3. Adscritos
4. R4
5. R3
6. R2
7. R1
8. Estudiantes de pregrado (internos y pre internos)

Esta jerarquía se aprende sí o sí, ya sea por las buenas o por las malas, y esta última incluye los llamados encierros o guardias de castigo.

¿Por qué sería diferente en esta profesión, si es que las je-rarquías en su mayoría se obtienen con el pasar de los años y el conocimiento que se acumula a lo largo de los mismos? Los de menor grado estamos para aprender y los de mayor, para enseñar. Claro nunca faltará alguien con mayor rango que tú que sea una persona no grata y le guste hacerte sufrir, pero ese es un tema que tocaremos más adelante.

Tuve una etapa difícil en 2007, me hicieron un fraude unas personas y en ese momento comencé a trabajar arreglando jardines, acompañando a mi señora al tianguis, etc. Comencé a trabajar cobrando 50 pesos la consulta, otra vez desde abajo y estando en un hospital, donde me fue muy mal, alguna vez llegó un médico cuando yo iba entrando a quirófano a lo que me dice: "¿A ver tú quién eres?" Antes de que pudiera contestarle, me dice: "¿Sabes qué? Me vale madre, antes de nada, vas a la tienda, me traes un lonche de pierna y me vuelves a traer otro, pero más dorado, pero muévete porque también necesito que le pongas chile (tronándome los dedos gritándome que me moviera)". Me limité a decirle: "Está bien, doctor". En ese momento yo era el dueño de 50% del hospital y también el director, fui agarré los lonches y se los lleve. Se los entregué y me dijo: "¡Qué bueno que me los trajiste rápido ahora! Dime quién eres". Sencillamente le contesté mis puestos. Se disculpó, a lo que detuve su perdón para hacerle saber que a mí no me importaba mientras siguiera llevando pacientes y generando ganancias. Jamás me ha dado pena nada. Creo que todos los trabajos son honrados pero, como dicen, si hay que ser, tienes que parecer y ser el mejor. *Anónimo*

Los maltratos que se viven en esta carrera no terminan, como podrás ver, al concluir tus estudios, aunque claro que es más evidente durante tus años de estudio; hay anécdotas al por mayor sobre castigos que casi pueden parecer torturas, escudándose en que el médico debe aguantar eso y más si es que realmente quiere llegar a serlo; o como ellos sufrieron de *bullying*, tú también debes padecer lo mismo. Los maltratos más comunes van desde dejarte sin alimentos, no permitir que te bañes; no usar el elevador, no importa si estás en el piso 11, no poder hablar directamente con el R2, siendo R1; hasta maltratos físicos; todo esto es un tema tabú ante la sociedad. Esto se observa más en el ámbito público que en el privado, aunque no quiere decir que no se presente.

A estas actitudes se les llama malignizarse, y cuando tú subes de jerarquía, en cierto modo se justifican diciendo que tienes más derechos que los de abajo por antigüedad, no importa si tú tienes más conocimientos que el que está por encima de ti en jerarquía. Casi se parece a un sistema feudal.

A este respecto se han tomado cartas en el asunto con Derechos Humanos, aunque desafortunadamente estamos lejos de resolver el problema de raíz.

Incompetencia y extrema confianza

"Yo solo sé que no sé nada".
Aristóteles

Si estas dos palabras son diferentes caras de una misma moneda ¿qué pasaría si se entrena a aquellos que carecen de habilidades para que mejoren las mismas y, por ende, el entendimiento de sus propios conocimientos? Kruger y Dunning encontraron exactamente eso en un experimento. Lo que pasó fue que enseñaron a aquellos que tenían pocas habilidades en razonamiento lógico para desempeñarse significativamente mejor, lo cual llevó a que se disminuyera su extrema confianza en dicha tarea, aunque no de manera total. Entonces, una de las maneras para hacer que aquellos que creen que se desempeñan de manera increíble en un trabajo, aquello que los haría recapacitar sobre su desempeño, es enseñarlos a mejorar sus habilidades y a que se den cuenta de que no lo son.

El descubrimiento de que la incompetencia causa extrema confianza deja con un buen sabor de boca. Debido a que cuanto más estudiamos un tema en específico y nos desempeñamos en el mismo nos volvemos mejores al realizarlo y de manera proporcional aumenta nuestro conocimiento. Piénsalo así: cuando comienzas a suturar, por decir un tarea rutinaria, tu nivel de habilidad es prácticamente nulo y tu confianza es mucho mayor a lo que debería ser (estás teniendo demasiada confianza en ti). A medida que tu habilidad prospera, la confianza en ti mismo aumenta también, pero, en menor medida, seguro piensas: "no soy tan bueno como creí" (si es que eres sincero contigo mismo, claro está), por lo que eventualmente a un nivel mayor de habilidad la confianza que tienes en ti mismo en cierto punto hace *match* con el nivel real que posees para desempeñar una tarea. Lo más peligroso en este ámbito es cuando apenas cuentas con conocimientos superficiales sobre el tema, porque seguramente, como se explicó, la confianza en ti mismo es mayor a la habilidad que posees para desenvolverte.

Este ejemplo es tan sencillo que lo puedes reproducir en cualquier lugar, por eso te invito a que la próxima vez que estés con tus amigos comentes sobre un tema cualquiera, digamos jugar fútbol, manejar, ligar, etcétera. El truco está en preguntar quién de ellos se cree que es mejor que la población en general para alguna tarea, es ahí cuando la confianza y el egocentrismo que llevamos dentro no nos abandonarán, por lo que más de la mitad afirmará que ellos, lo cual resulta cuestionable; si lo pones a discusión con diez amigos y ocho levantan la mano, algunos están sobre estimando sus habilidades.

En 1981 se realizó un estudio más profesional que el indicado en el párrafo anterior, el cual registró que 69% de los estudiantes universitarios suecos se consideraban a sí mismos superiores a 50% de sus semejantes en cuanto a sus habilidades de manejo y 77% creía que se clasificaba dentro del otro 50% de seguridad al volante. De la misma manera la mayoría se consideró a sí mismo más atractivo que el resto (Campbell, 2000; Svenson, 1981; Gabriel, Critelli y Ee, 1994).

La competencia nos ayuda a quitarnos la venda de los ojos y a darnos un golpe justo en la confianza. La clave es tener evidencia de nuestras propias habilidades, pero ¿cómo esperas tener la misma si es que no la cuantificas? Lo medible nos da una pauta para ver cómo nos desempeñamos. De hecho, un dato curioso es que aquellos que tienen grandes habilidades para alguna tarea en específico sufren del problema contrario. Me darás la razón al recordar a algún gran médico o cirujano reconocido por sus grandes habilidades y éxitos a lo largo de su carrera, que no sienten que sean tan buenos como la gente dice, de seguro porque están y, aquí inserto la frase de uno de mis mentores, "cómodos con la incertidumbre". Es un fenómeno conocido como síndrome del impostor, término acuñado por las psicólogas clínicas Pauline Clance y Suzanne Imes en 1978.

¿Qué significa una frase tan corta, pero a la vez tan compleja? Estar cómodo con la incertidumbre lo definiría como saber que hay conocimiento que simplemente no tenemos al momento, o así de sencillo no lo sabemos y es de esa manera que nos empuja a actualizarnos y seguir practicando para así mejorar nuestras habilidades, lo cual, debido al ciclo de confianza, se repite.

Por otro lado (el del paciente), se llevó a cabo un estudio en 1986 por la Universidad de Rochester, donde los investigadores preguntaron a los pacientes en la sala de espera sobre su cita con el médico. El experimento consistía en observar una cinta de una consulta simulada entre un doctor y su respectivo paciente. El enfermo tenía un soplo que había sido detectado por su dentista, quien le recomendaba acudir al médico por la posibilidad de que este le recetara un antibiótico antes de someterse a una cirugía oral, una práctica de prevención debido a la posibilidad de contraer endocarditis postestreptocócica por estreptococo beta hemolítico del grupo, común en la amigdalitis.

En el video el doctor toma una historia clínica y realiza la consulta, hace una exploración física confirmando la existencia del soplo para luego extender una receta para antibiótico. En algunos episodios de la cinta, el doctor no expresa ninguna duda acerca del diagnóstico y del tratamiento. En otros, el doctor se pregunta de la conveniencia del antibiótico, pero lo prescriben de igual manera. En algunas de las cintas el doctor menciona "no tienes nada que perder" y prosigue con la prescripción, mientras que en otra el doctor consulta un libro de referencia antes de recetar el medicamento. Si fueras tú el paciente, ¿qué pensarías de estos casos?

Lo más común, al igual que el grupo en el cual se realizó el estudio, es estar más satisfecho con los médicos que se notaban confiados, mientras que estuvieron insatisfechos con el doctor que consultó el libro de referencia antes de prescribir un medicamento. Es claro que si acudes con personal de la salud, esperas que sea personas confiadas en sí mismas, casi cercanas a los dioses, que puedan curar cualquier mal y enfermedad con total seguridad. Por tal motivo, consultar una referencia se considera peor que decir "no tienes nada que perder" y recetar un medicamento.

Sin embargo, para entender un poco más el contexto mencionado al inicio del capítulo, ¿este caso no te hace pensar acerca de la confianza en uno mismo? Es evidente que no es aplicable a todas las patologías ni pacientes, hasta los mejores cirujanos tienen un porcentaje de error al diagnosticar previo a la cirugía una apendicitis y es válido, todavía no somos máquinas perfectas, pero el juego consiste en disminuir el error.

Probablemente aquellos médicos que están más conscientes de sus conocimientos que aquellos que no –aunque los pacientes raramente noten este gesto–, manifiestan un signo de competencia en un experto. Por otro lado, te das cuenta de que no eres del todo racional como lo piensas, te guías por emociones, personalidades y apariencias. Diferentes estudios demuestran que los pacientes son más dados a confiar en aquellos médicos que se visten de manera formal con bata blanca, en comparación con los que usan ropa más casual. Aun así, piénsalo, cualquiera puede vestirse bien y hablarte bonito con tal de quedarse con tu dinero (Jhonson *et al.*, 1988).

Bienvenido al infierno, alias ENARM

"Si tus sueños no te dan miedo, no son lo suficientemente grandes".
Richard Branson

El Examen Nacional de Residencias Médicas, conocido como el enarm, temido por muchos y respetado por tantos, hace que a una gran cantidad de médicos se les pongan los pelos de punta de solo escuchar e imaginar presentar este examen. Una prueba que prácticamente define si sigues tu formación como médico especialista o a ver qué haces…

Tienes que tener las cosas bien claras en cuanto al enarm, seguramente escuchaste rumores desde primer semestre y más de algún compañero se ponía nervioso cuando lo comentaban, incluso desde los primeros semestres; mientras que otros se mostraban seguros debido a que faltaba todavía tiempo para presentarlo. Pues, ¿adivina qué?: te puedo decir con casi absoluta firmeza que todos los estudiantes de medicina comenzamos la carrera con la mentalidad y el firme propósito de volvernos especialistas, de llegar a ser esa figura cercana a los dioses, con la bata blanca y grandes ojeras, de las cuales nos sentimos orgullosos merecedores, que denotarían nuestro arduo trabajo, así como dedicación al estudio en pro de la ciencia.

En el camino nos damos cuenta de que más de alguno desiste por alguna u otra razón. Recuerdo que en mi generación al inicio de la facultad comenzamos alrededor de 1,000-1,100 médicos en potencia, pero solo finalizamos cerca de 400. ¿Común? Más de lo que cualquiera pueda creer.

Conforme vamos avanzando en la formación médica nos fijamos en nuestros compañeros; la frase "Ni en sueños (inserte nombre) pasa el enarm" es tan común y generalmente con ella queremos decir que es un bueno para nada, no estudia, se dedica a andar comiendo moscas. Es un examen en el cual te preparas desde las aulas, no un mes, un semestre, un año antes. ¿Y es que cómo esperas destacar entre lo mejor del país si mientras tú duermes, los demás trabajan? Este es un punto de inflexión en donde se demuestra lo que hiciste en tus años previos. Pero a todo esto, ¿por qué se habla tanto de este tema?

El enarm es un parteaguas entre la posibilidad de ejercer la profesión de una manera socialmente aceptada o ser relegado por la misma a "uno más", en ocasiones denigrando al médico general, puesto que en México no se han creado las estructuras correctas para que este sea aceptado por el Sistema Nacional de Salud (sns). Algunas veces las instituciones públicas e incluso privadas contratan a este tipo de médicos para desempeñar funciones de especialista, generalmente con pocos incentivos económicos, lo que crean aún más disparidad y amplía la brecha. Aquí van unos datos muy crudos:

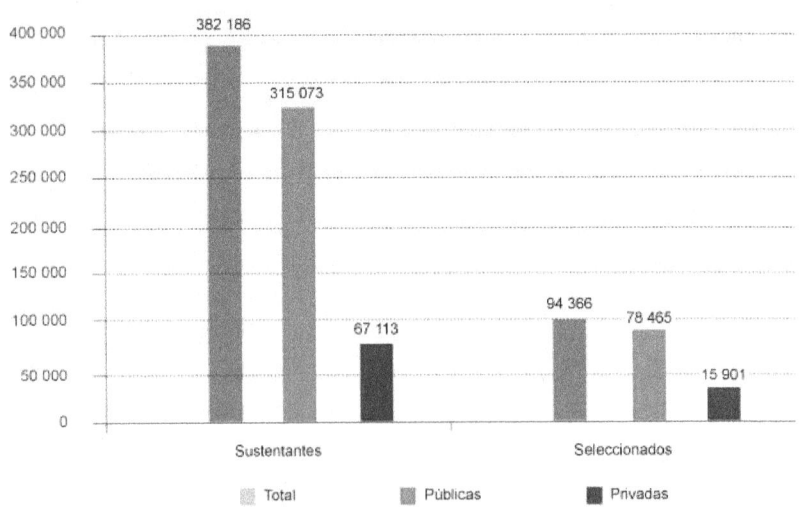

Fuente: Comisión Interinstitucional para la Formación de Recursos Humanos para la Salud (CIFRHS)/Comité de Posgrado y Educación Continua (CPEC). Elaboración propia

Datos de 2001 a 2016

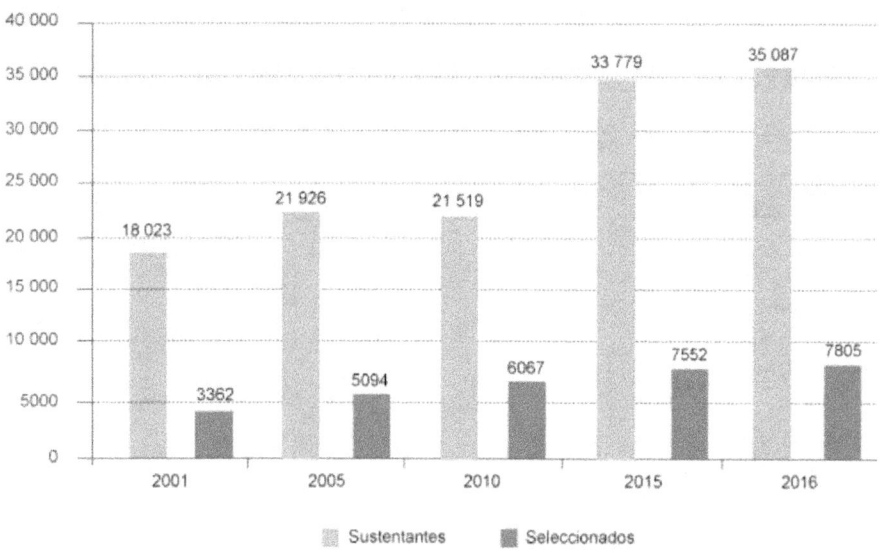

Fuente: Comisión Interinstitucional para la Formación de Recursos Humanos para la Salud (CIFRHS)/Comité de Posgrado y Educación Continua (CPEC). Elaboración propia

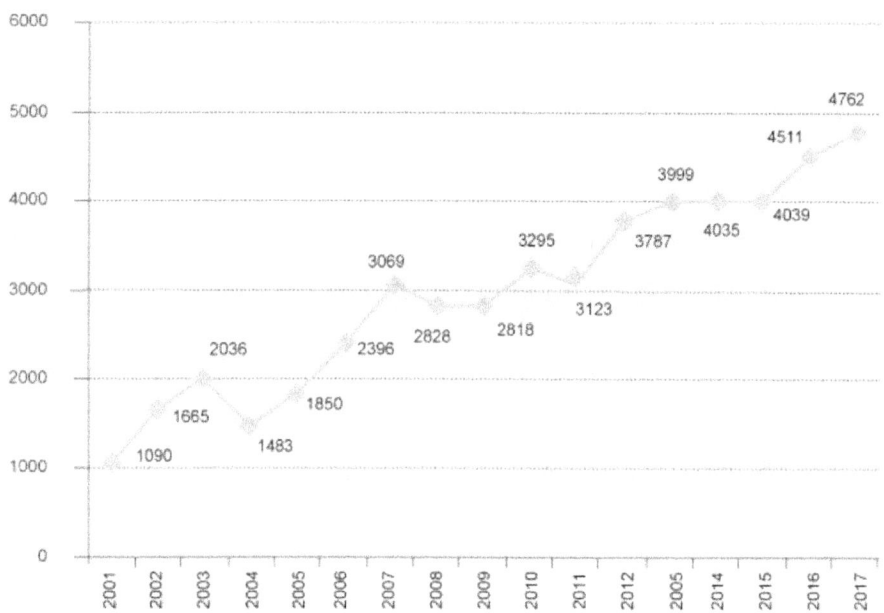

Fuente: IMSS/DPM/UEIPS/CES. Elaboración propia

En esta tabla se observa el número de plazas que son ofrecidas por el imss y su evolución a lo largo de los años (Instituto Mexicano del Seguro Social, 2019). Podrías pensar que 4, 762 plazas no suena tan mal, pero déjame darte otro golpe de realidad.

Plazas para seleccionados mexicanos y extranjeros en 2016

Especialidad	Número de plazas Mexicanos	Número de plazas Extranjeros
Anatomía Patológica	69	10
Anestesiología	773	55
Audiología Otoneurología y Foniatría	25	2
Calidad de la Atención Clínica	7	1
Cirugía General	670	51
Epidemiología	42	2
Genética Gédica	25	7
Geriatría	86	7
Ginecología y Obstetricia	698	36
Imagenología Diagnóstica y Terapéutica	303	38
Medicina de la Actividad Física y Deportiva	7	1
Medicina de Rehabilitación	79	15

Medicina de Urgencias	615	17
Medicina del Trabajo y Ambiental	55	4
Medicina Familiar	1636	12
Medicina Interna	1047	60
Medicina Legal	7	0
Medicina Nuclear e Imagenología Molecular	14	8
Medicina Preventiva	9	3
Neumología	59	8
Oftalmología	155	15
Otorrinolaringología	87	13
Patología Clínica	25	2
Pediatría	770	56
Psiquiatría	156	17
Radio Oncología	72	1
Traumatología y Ortopedia	319	26

Fuente: Comisión Interinstitucional para la Formación de Recursos Humanos para la Salud (2016).

Complicado, ¿no?

La institución que más adscritos tiene a la especialidad es la Universidad Panamericana con cerca de 69% (imss, 2019), tasa alta comparada con otras facultades. Pero la trayectoria no termina ahí, incluso si llegas a pasar el examen, te dan una carta que consta que tienes una calificación aprobatoria conforme al número de plazas otorgadas, luego tendrás que aplicar directamente a los hospitales donde te gustaría continuar tus estudios; pero, ¡sorpresa!, únicamente puedes aplicar a uno porque solo te extienden una carta. En el hospital adscrito te pueden cuestionar sobre lo que se les antoje, como una entrevista de trabajo. Si ningún hospital te escoge, lo siento, aunque hayas aprobado el enarm, no podrás acceder a una especialidad. Complicado, ¿no?

Sin embargo, no es el único camino para lograr ser un especialista. Puedes aplicar a distintos países si dominas el idioma y conoces la forma de aplicación, por ejemplo: usmle (Estados Unidos), mir (España), entre otros.

El mundo no se acaba ahí si no eres especialista ni mucho menos. Hay infinidad de cursos, diplomados, maestrías y profesiones en las que te puedes desarrollar.

Jugando con las decisiones

> "Nada es verdad, nada es mentira, todo depende
> del cristal con que lo miras".
> *Campoamor*

Las personas comúnmente tomamos diferentes decisiones conforme se nos presenta la información. En 1986, Amos Tversky y Daniel Kahneman denominaron el fenómeno "framing" para indicar que la reacción es controlada por la manera en que las opciones para resolver un problema se presentan, así como las normas, hábitos y expectativas de quien toma la decisión (S257). El pensamiento racional y lógico nos da la pauta de saber qué es bueno para nosotros, además de que sabemos lo que queremos si es que la información que se nos presenta es crítica y completa. Estos autores condujeron un estudio en 1981 en el cual se presentaba la siguiente información: "Imagina que los Estados Unidos se preparan para una enfermedad rara, la cual comenzará en Asia, la cual está pronosticada para matar a 600 personas. Para combatir la enfermedad se han propuesto dos programas alternativos". Ambas propuestas asumen las mismas consecuencias:

- A la mitad del grupo se les dieron las alternativas a y b.
- Si el programa a es adoptado, 200 personas serán salvadas.
- Si el programa b es el que se pone en marcha, hay una posibilidad de 1/3 de que las 600 personas sean salvadas y 2/3 de que ninguna se salve.
- ¿Qué programa escogerías?
- A la otra mitad del grupo les mostraron las alternativas c y d.

- Si el programa c es adoptado, 400 personas morirán.
- Si el programa d es adoptado, hay una posibilidad de 1/3 de que nadie muera y 2/3 de posibilidad de que las 600 personas mueran.
- ¿Por cuál de los dos programas votarías?

Con este pequeño cuestionario se prueba si las personas son adversas al riesgo o a favor del mismo. Aquellos que escogieron a o c son adversas al riesgo, mientras que quien favoreció a los programas b y d son partidarios del mismo.

Sin embargo, los participantes del estudio fueron adversos al riesgo cuando la decisión planteaba una ganancia. Ellos preferían que 200 vidas fueran salvadas con el programa a, en lugar de tomar el riesgo de que ninguno se salvara con el programa b. De la misma manera ellos buscaron más riesgo cuando se les presenta el escenario de una pérdida; es decir, los participantes eran más propensos a escoger el programa d y tener una oportunidad de 2/3 de que los 600 murieran por la oportunidad de 1/3 de que nadie falleciera. En ese sentido, aquellos a los que se les planteó la encuesta actuaron como si fueran apostadores en una carrera de caballos, tratando de recuperar las pérdidas que habrían tenido. Esta respuesta se conoce como aversión a la pérdida; por ejemplo, cuando estás apostando o te va mal en los negocios, tiendes a hacer operaciones más riesgosas para recuperar lo perdido.

¿Y por qué toda esta explicación? Bueno, hay que entender un poco más desde diferentes ángulos cómo los pacientes pueden llegar a preferir o realizar tratamientos tan fuera de lo común, en otra palabra, extraordinarios, en espera de resultados favorables.

Imagina el caso de un paciente diagnosticado con ela (esclerosis lateral amiotrófica), una enfermedad incapacitante, la cual disminuye la movilidad de los músculos comenzando de manera distal y recorriéndose hacia el área central hasta que el enfermo queda postrado en cama y comúnmente muere por disfunción respiratoria. En los casos antes señalados, los pacientes ven la enfermedad como una pérdida, por lo cual pueden llegar a recurrir a cualquier antídoto milagroso, aunque el mismo sea perjudicial para la salud (toman más riesgos) con el fin de recuperarla (aversión a la pérdida).

A continuación expongo un caso hipotético, como los que seguramente enfrentarás con frecuencia: recibes en su primera cita a un paciente y te das cuenta de que necesita hacerse una cirugía cardiotorácica; lo más común es que tanto él como sus familiares se muestren escépticos con respecto a cirugías mayores no programadas. Al momento de presentarles los riesgos y los beneficios, el paciente y sus acompañantes se inclinan por una decisión quirúrgica cuando al darles la información sobre la cirugía la expones de la siguiente manera: "95% de las cirugías cardiotorácicas suelen ser un éxito; las complicaciones que se pueden presentar son x, y, z". Por lo contrario, rechazan la cirugía si se les indica de primera mano que 5% de las cirugías cardiotorácicas suelen ser mortales.

Sin duda, el uso de las palabras y la forma en la que se presenta la información juegan un papel fundamental a la hora de tomar decisiones.

Cuasi médico

> "Cuando los médicos no saben curar una enfermedad, al menos le dan un nombre bonito".
> *Voltaire*

Mientras te desarrollas como estudiante de medicina escucharás las mismas frases mil y un veces, así que más vale que te vayas acostumbrando. No importa si ya estás en octavo semestre, te preguntarán si ya analizaste a algún muerto. Hacen esa pregunta porque no tienen conocimiento de que la materia de anatomía se cursa durante el primer semestre; también te preguntará con frecuencia si ya sabes inyectar o has suturado alguna vez.

En las reuniones familiares, ¿eres el único médico? Te acabas de ganar un pase todo pagado para platicar con todas tus tías acerca de sus enfermedades y remedios caseros. ¡Cuidado con que les discutas que caminar sin calcetines no te causa gripa! Sus vastos conocimientos y creencias dicen lo contrario, por lo que no te van a creer.

Comentarios acerca de tu letra ilegible saldrán a flote, aunque cada vez ocurre menos debido al uso de la computadora. Por otro lado, no importa si vas en primer semestre o en el internado, si algún familiar está enfermo, de seguro te preguntarán cómo está y qué tan grave es.

Recibirás llamadas de tus conocidos, consternados porque, según ellos, no pueden del susto ante la más mínima posibilidad de un embarazo resultado de una simple noche. Debido a la falta de educación sexual en general, tú serás su primer contacto. Debes calmarlos para explicarles que es difícil la concepción, la cual solo puede ocurrir en ciertos días de la regla en condiciones normales. También te pedirán recetas de antibióticos o medicinas controladas, aunque todavía no puedas prescribir.

Oirás con frecuencia la típica broma de que si eres de plástico para que les des descuento en la consulta a todas tus tías. Además, tendrás varias interconsultas de tus amigos a causa del síndrome posfiesta (cruda).

Por otro lado, no importa cuántas veces les expliques a tus amigos y familiares, siempre te estarán preguntanto cuánto te falta para terminar la carrera o cuál es el siguiente paso en tu formación, pero nunca se lo aprenderán y, el próximo encuentro, volverán a preguntarte lo mismo.

Tus padres, preocupados por el medio hospitalario, sobre todo si vieron alguna serie médica, como *Grey's Anatomy,* te interrogarán:

- "¿Todo eso tienes que estudiar?"
- "Oye, ¿y sí duermes?"

"De seguro te desvelas muchísimo".

Un recordatorio para los no médicos:

- Los médicos duermen.
- Los médicos se alimentan.
- Los médicos tienen familia.
- Los médicos necesitan dinero, también pagan cuentas y altos impuestos.
- Los médicos no examinan pacientes por teléfono, no recetan por correo electrónico ni por WhatsApp.
- Los médicos no son videntes ni magos.
- Los médicos pueden dejar de ser médicos en reuniones y fiestas.
- Los médicos también tienen vacaciones.
- Los médicos también se enferman.

En el hospital las paredes hablan

> "Si quieres que tu secreto sea guardado, guárdalo tú mismo". *Séneca*

Corría un día común y corriente de fin de semana de guardia en el hospital. Por lo general, los sábados en la tarde el trabajo se volvía un poco más ligero y se prestaba para pasear por el nosocomio a convivir con los compañeros de diferentes áreas. Como era costumbre, deambulaba por los pasillos de cirugía ambulatoria para platicar con las enfermeras y degustar un café con galletas. Cuando llego a dicha área, ellas estaban muy campantes viendo lencería de mujer en sus celulares. Al respecto, les comento que desde mi punto de vista toman mucha importancia a eso y básicamente sus esposos/novios no se fijarían a detalle como ellas lo hacían, por lo que comienzan las bromas y me enseñan lencería de hombre, que más bien parecía un tipo de ropa de stripper.

En ese momento quise hacer una broma diciendo ligeramente que yo me dedicaba a bailar en despedidas de soltera para solventar mis gastos, ya que el sueldo de interno no era suficiente. Las carcajadas no se hicieron esperar y de primera instancia no me creyeron, pero las convencí poniéndole un tono serio a mis afirmaciones. Los días pasaron y el rumor comenzó a correr por los pasillos del hospital; hasta los compañeros que me conocían de años dudaron de si me dedicaba a dicha actividad.

El rumor llegó a tal punto que ya no sabía cómo mantener la mentira; todo comenzó como una broma, sinceramente no pensé que fueran a creerla; por mi mente pasó que sabían que simplemente era una broma y que todo quedaría en eso. El tiempo iba pasando y cada vez más personas se enteraban de mi "secreto".

Para mi buena o mala suerte tenía una buena relación con uno de los dueños del hospital. Unos días después, acudo a la central de cirugía ambulatoria y me lo encuentro; entonces me dice: "tengo que hablar seriamente contigo", palabras que nadie quiere escuchar cuando no sabe qué está pasando. Me aparta de los demás y con voz baja, en tono serio, me pregunta si en verdad era un *stripper*; entonces solté una carcajada y le expliqué todo lo sucedido, y ya solo exclamó: "¡Eres un cabron!" Y empezó a reírse.

Moraleja: absolutamente todo lo que dices en el hospital se llega a saber.

A mí no me toca

"A mí no me toca".
El Mandrako (huevón)

Cada que se escucha esta frase en el hospital muere la paciencia de tu superior tan rápido como su esperanza en la humanidad. Comentarios como este te llevarán a pasar desapercibido o, peor aún, catalogado como un irresponsable. Estas cinco palabras matan tu oportunidad de resaltar en una profesión a la que se entra con la mejor disposición, todos trabajan como un reloj en coordinación para llevar a cabo la realización de las diversas actividades.

Por más que quieras, que creas que es injusto que tengas que hacer la tarea que te encomendaron, por favor no digas esta frase. Si los pasillos del nosocomio hablaran e hicieran una recapitulación de todas las veces que se ha mencionado, sin duda, estaría dentro de las cinco más repetidas. En el hospital te toca todo lo que tu superior te ordena que hagas. "Sí, doctor", es la réplica que se espera cuando se da una orden (tranquilo, tampoco quieras volverte la víctima). Si tu jefe inmediato es realmente un abusivo, mamón y te deja a ti todas las tareas por irse a ligar a la nueva interna y de esta manera te solicita que hasta hagas su trabajo, no solo en una ocasión sino repetidamente; o si en comparación con el resto de tus compañeros a ti te asigna más tareas, debes reflexionar por qué lo hace: confía en ti, has descuidado tu trabajo, no respondes a las preguntas en el pase de visita, por mencionar algunas posibilidades.

En ocasiones te pedirán que vayas a desimpactar a un paciente; eso, mi querido lector, lo siento mucho si te queda el saco, pero 99.9% de las veces se le delega al menor en la cadena de mando porque a nadie le gusta hacer esa tarea específica. Otras veces tu superior te pondrá a prueba de manera extraordinaria con la finalidad de conocer tus capacidades, dedicación y sobre todo disposición. Con base en la actitud y el desempeño te tomarán en cuenta para tareas más laboriosas que serán parte de tu formación como médico.

El ejemplo más sencillo que se me ocurre es la sala de tococirugía a donde llega una paciente a quien tendrás que "panzear" con la finalidad de ir viendo la evolución de las contracciones, duración, frecuencia y realizar el respectivo tacto para ver la dilatación cada que lo dicte la situación. A los residentes, médicos adscritos simplemente les da flojera hacerlo porque lo han hecho miles de veces. Entonces te asignan esta actividad con la finalidad de que aprendas; así, cuando llegue la hora del nacimiento, ¿quién crees que se gana la oportunidad de pasar al parto o cesárea? Evidentemente quien estuvo viendo la evolución de la paciente. Lo mejor es tener una buena disposición y analizar la situación con el panorama completo.

El otro lado de la moneda (tú juzga qué tan común es): te solicitan realizar un pendiente, digamos evolucionar a todo un piso, porque tu compañer@ de guardia tiene sexo con el superior, así que evidentemente no se quiere perder de este acto, por lo que busca a algún compañero para que realice las actividades por ell@.

Lamentablemente las situaciones pueden variar. En algunas ocasiones no podrás hacer notar tu inconformidad porque, como te mencioné, este sistema es una jerarquía, la dictadura perfecta. Así, las generaciones menores se van malignizando y tomando mañas y formas de hacer las cosas que no deben ser. ¿Quién dijo que todo era color de rosa?

¿Cómo te gustaría ser recordado?

> "Todos tus sueños se pueden convertir en realidad si tienes el coraje de perseguirlos".
> *Walt Disney*

Sinceramente todo comenzó en una cena donde por azares del destino coincidí con el chef de Talento, reconocido restaurante en Guadalajara, Jalisco, quien me inspiró para escribir este libro. Una vez con la idea en la cabeza, me imaginé que sería fácil realizarlo, me dije a mí mismo: "¿Qué tan difícil puede ser? Soy un apasionado de la lectura y en algunas ocasiones he tenido el gusto por escribir". A un amigo que ya había escrito un libro a su corta edad, de 22-23 años, le pregunté cómo iniciarlo y observé también lo que hacía para generar el contenido (él realizaba entrevistas), fue así como me vino esta idea a la cabeza.

Comencé a entrevistar a médicos de estratos socioeconómicos diferentes y con visiones del mundo totalmente contrarias a primera vista, desde un capitalista despiadado hasta uno que predica amor y paz. Mi sorpresa fue aún más grande cuando les hacía la pregunta: "Para ti, ¿qué es el éxito?" Si nunca te has planteado este cuestionamiento y no tienes una respuesta clara, ¿cómo piensas llegar a él?

Escríbelo en una frase que no pase de diez palabras:

_____
_____
_____
_____

Durante el desarrollo de las entrevistas me sorprendí un poco de las respuestas, pues la mayoría de los entrevistados eran mayores de 50 años.

Sus respuestas fueron muy variadas, como puedes verlo a continuación:

- Dejar un legado, que perdure.
- Estar tranquilo conmigo mismo.
- Disfrutar a mi familia y lo que hago.
- Hacer lo que te gusta.
- Tener tranquilidad y libertad económica.
- Tener salud.
- Enseñar a las nuevas generaciones.
- Ser médico y tener a mi familia.
- Salvar tantas vidas como sea posible.

¿Vez algún patrón en sus respuestas? Casi en su totalidad son respuestas altruistas, y es que ser médico tiene una parte muy importante de altruismo y de deseo de cuidar de los pacientes.

El éxito no es solo económico

"El talento es una parte importante para lograr el éxito; sin embargo, existen otros factores que nos mantienen vivos en momentos difíciles".

Anónimo

¿Alguna vez has oído hablar de Lewis Terman? Fue un profesor de psicología de la Universidad de Stanford. Después de la primera guerra mundial, Terman conoció a Henry Cowell, un personaje que no era notable y quien se había criado en la pobreza y el desastre. Cowell dejó sus estudios a los siete años por varias razones; debido a ello trabajó como portero en una escuela cerca de Stanford. Sin previo aviso, Cowell abandonaba su puesto e iba a tocar el piano escolar durante sus jornadas laborales; se decía que la música que interpretaba era muy buena.

Terman se especializaba en aplicar pruebas de inteligencia, el Standford-Binet, que se utiliza para calcular el coeficiente intelectual, fue una de sus invenciones, así que decidió practicarle el examen a Henry Cowell. Pensó que tal vez podría ser inteligente y la prueba arrojó los resultados que predijo. Poseía un coeficiente intelectual (CI) mayor a los 140 puntos; una persona normal está por encima de los 100 y se considera bajo rendimiento o retraso cuando se está por debajo de los 70. De esta manera se observó que Henry Cowell tenía un CI por encima de la media e incluso podría ser llamado un genio. El profesor quedó tan anonadado que se preguntó cuántos genios más estarían por allí sin ser descubiertos.

Lo interesante es que Terman en 1921 decide dedicar su vida al estudio de los genios. Consiguió que lo financiaran para realizar un estudio y, junto con su equipo, se dedicó en la primera parte a hacer pruebas de inteligencia a niños que en ese entonces cursaban la primaria en California.

El método de selección fue llevado a cabo por los profesores quienes nominaron a los alumnos más brillantes de sus grados y se les hizo una prueba de inteligencia. Al 10% con los mejores resultados se le realizó la segunda prueba; aquellos que sacaron más de 130 puntos pasaron a una tercera prueba y, con base en el resultado, se seleccionó a los mejores estudiantes.

Se revisaron alrededor de 250 mil expedientes de niños en el experimento. Una gran muestra, ¿cierto? Es importante saber que a mayor número de muestras, es menor la cantidad de error. Se identificó al final a 1,470 niños, cuyo coeficiente intelectual se encontraba en el rango de 140-201, aunque se admitió a un pequeño número por debajo de 140 CI (Hastorf, 1997).

Terman se obsesionó con el estudio y siguió estudiando a la población mencionada: practicaba diferentes tipos de pruebas, anotaba sus logros educativos, seguía sus matrimonios, enfermedades, empleos. "No hay nada tan importante sobre un individuo como su Coeficiente Intelectual, excepto posiblemente su moralidad" (Terman, 1921). Él creía firmemente que en el grupo se encontraría a los futuros líderes de Estados Unidos. A medida que pasaban los años actualizaba sus datos, y así siguió publicando sus resultados en diferentes volúmenes.

Por lo general los resultados de pruebas de inteligencia suponen que se dice mucho de una persona, se especula que a mayor inteligencia dicho sujeto recibirá mayor educación, tendrá acceso a una mejor calidad de salud, viajará más, mantendrá una mejor alimentación, disfrutará mayor tiempo de ocio e incluso se ha observado mayor longevidad.

Según este planteamiento, entonces alguien con 200 de CI será mucho mejor que alguien con 140 CI; esto es falso. Después de cierto puntaje las cosas tienden a ser más parejas de lo que se cree. Se es lo suficientemente inteligente y, por consiguiente, las diferencias entre unos y otros disminuyen.

Cuando los niños superdotados, como se les denominó, crecieron y llegaron a la edad adulta, se observó, como era de esperarse, que algunos tenían trabajos importantes, pues había científicos y políticos, entre ellos; pero la mayoría no destacó tanto como se llegó a especular en los inicios del estudio. Su nivel de vida era alto, pero no tan alto (Hastorf, 1997). Al final de su estudio, Terman concluye que el intelecto y el logro están muy lejos de correlacionarse perfectamente.

Por otro lado, Annette Lareau quizá tenga la respuesta porque realizó una investigación en familias de raza blanca y raza negra, y en niños de diferentes estatus sociales. Los resultados fueron sorprendentes: Lareau se dio cuenta de que la educación que impartían prácticamente era la misma en cuanto a las razas, aunque tenía cambios dependiendo del estatus social en el cual se encontraban las familias.

Se observó que las familias más ricas estaban más dedicadas al ocio de sus hijos y de igual manera se involucraban más en sus actividades, los llevaban a diferentes tipos de clases, sus formas de relacionarse eran diferentes; por ejemplo, en algunas familias los llevaban a clases de música, el uso de la televisión estaba restringido, hacían actividades con los padres, se apoyaban las artes, entre otras. Sin embargo, en las familias más pobres tenían pocas actividades diferentes, casi no iban a clases extracurriculares, pasaban más tiempo viendo televisión, jugaban con sus vecinos, jugaban Nintendo y visitaban a sus familiares (Lareau, 2002).

Además, los padres de la clase media hablaban con sus hijos, los hacían razonar y los empoderaban a tener un lugar en la sociedad, los enseñaban a interactuar con grupos de personas e incluso a cuestionar a los adultos en situaciones de autoridad. El ejemplo perfecto fue cuando uno de los niños observados en el estudio no obtuvo la calificación que le daría acceso a un programa para superdotados, por lo que la madre va en su ayuda y solicita que se le repita el examen en diferente tipo de condiciones, en privado y otro día. Estas situaciones no se dan en el caso de padres pobres, ya que por lo general se muestran sumisos ante la autoridad (Lareau, 2002).

Pareciera que los padres de clase media intentan llevar a sus hijos por un camino con ayuda, mientras que los pobres tienden a dejarlos crecer naturalmente, claro que se preocupan por ellos, pero la tendencia es que dejan que crezcan solos. Lareau (2002) hace énfasis en su opinión: ninguno es mejor que otro; por ejemplo, los de menor estatus social tienen mejor desarrollo de independencia, son más creativos a la hora de aprovechar su tiempo; en contraste, el niño de clase media está expuesto a una agenda en constante cambio planificada por los padres. Le enseñan a relacionarse cómodamente con adultos y a expresar su sentir cuando le parece oportuno.

Un dato importante que menciona Lareau son las relaciones a las que se tiene acceso teniendo un estatus social mayor. Según Adán Murillo y Rosa Isabel Islas, en su texto académico sobre los méritos en el amiguismo laboral, publicado en 2012, argumentan como base que las relaciones con las que nace y crece una persona son determinantes para acceder a cierto trabajo o algún tipo de beneficio laboral. Seguramente has escuchado la frase "México de mis palancas". A eso se refiere precisamente: muchas veces las oportunidades laborales se ofrecen a una persona no por sus méritos, sino por recomendaciones o favores.

Según datos de *El Financiero,* en un artículo de 2014, el 54% de los mexicanos consiguen empleo por "palancas", cifras que se contrastan con las expuestas por Murillo e Islas, quienes argumentan que siete de cada diez mexicanos obtuvieron el empleo por alguna recomendación o alguien con quien tenían relación se lo consiguió directamente.

Volviendo a los niños superdotados estudiados por Terman, cuando alcanzaron la edad adulta, se dividió a 730 hombres en tres grupos a, b y c:

El grupo a estaba integrado por el 20% superior: 150 sujetos. Como era de esperarse, se caracterizaban por ser los mejores a su parecer y entre ellos se encontraban abogados, médicos, ingenieros y académicos. El 90% se había graduado, dato interesante porque en aquella época solo 8% de los radicados en California, donde crecieron los niños estudiados, apenas se graduaba de licenciatura.

El grupo b constaba de 60% caracterizado por tener una vida satisfactoria. El grupo c registraba al 20% restante, de quienes Terman pensaba que había sobrevalorado su capacidad. Entre ellos se encontraban empleados de correos o desempleados, nada en especial, desde su punto de vista.

De acuerdo con lo antes señalado, ¿te puedes imaginar cuál era la diferencia entre el grupo a y el grupo c? El entorno familiar.

Los c, en comparación con los a, al inicio del estudio eran prácticamente iguales, pero la gran diferencia es que carecían de una comunidad, un mentor, una figura que los preparara o adaptara a la sociedad (Hastorf, 1997). Muchos factores que probablemente no tenías en cuenta se tornan prioritarios a la hora de hacer una evaluación acerca de un futuro que te puede esperar. La importancia de tener a alguien marcándote la pauta, guiándote en el camino, es fundamental. En conclusión, el estudio no quiere decir que si eres de clase media alta, estés destinado al éxito, o si eres de clase media baja, tu futuro inminente sea el fracaso. Hay que observar y replicar lo bueno de cada situación para poder llegar a nuestras metas.

Una vista al futuro

"El futuro es tan brillante o negro como tú lo quieras hacer". *Álvarez Yeomans*

Por otro lado, el campo de la medicina es amplio y cambia constantemente con las nuevas tecnologías que se van implementando, todo en una visión en pro de la salud. Es posible que hayas escuchado acerca de la tecnología blockchain (¿te suena la palabra bitcoin?); en ella se apoya su desarrollo, pero ¿sabes qué es? ¿Cómo funciona? ¿El crecimiento e impacto que seguramente tendrá en el futuro próximo?

Se menciona que es la siguiente revolución en cuanto a tecnología que crea inmutables y distribuibles datos, los cuales son compartidos en una cadena de bloques entre el sistema de una base de datos. La tecnología graba y almacena todos los eventos de manera que no puede ser modificada por nadie más. Por ejemplo, en el caso de la bitcoin (una criptomoneda), tú puedes ver todas las transacciones y quiénes las han efectuado, siendo estas validadas por los mismos usuarios, lo que crea un ambiente de confianza. Por ello ha sido de especial interés para el sector financiero. Asimismo, puede usarse para rastrear y dar seguimiento a los movimientos o cadena de bloques (Mettler, 2016; Basak, 2018).

Nota importante: bitcoin y blockchain no son lo mismo. Blockchain provee los medios para que se registre y almacenen todas las transacciones de bitcoin, aunque este último fue el primer caso de uso de la tecnología.

Si alguna vez has estado o trabajado en un hospital, seguramente me darás la razón de cuán tedioso es interrogar al paciente sobre los medicamentos que consume y que no los recuerde, o que te pregunte por esa pastillita blanca que siempre le recetan, ¡como si solo hubiera una!, que no se acuerde de las cirugías a las que se ha sometido o se pierdan del expediente los laboratoriales solicitados para el seguimiento.

Las ventajas del uso de esta tecnología en cuanto al sistema de salud son las siguientes:

- La procedencia e integridad de los datos: imagina tener al alcance todas las recetas que le han prescrito a un paciente, lugar, fecha y quién dio el diagnóstico.
- Información del paciente: contar con todo el historial médico del paciente, desde sus vacunas de la infancia hasta su último tratamiento para la diabetes, pruebas de laboratorios, etcétera.
- Expedientes electrónicos: el mismo historial del paciente, al que puedas tener acceso desde cualquier computadora.
- Recolección de datos por medio de la tecnología de internet de diversos factores: por ejemplo, estar midiendo la frecuencia/presión arterial en el transcurso del día por medio de los cada día más comunes instrumentos como iWatch y que esta información sea recopilada en la cadena de bloques, así se disminuirían errores como el síndrome de bata blanca, que ocurre cuando una persona no hipertensa acude al médico y por el simple hecho de estar frente a un doctor se pone nervioso y causa una falsa elevación a la presión sanguínea que en algunos casos lleva a que se dé el diagnóstico de hipertensión, por mencionar un ejemplo.
- Reclamos a las aseguradoras: los reclamos de pago a las aseguradoras se envían en más de alguna ocasión sin toda la información requerida. Como resultado, el pago se atrasa debido a que se necesita información adicional, lo cual aumenta los costos y el tiempo de es-

pera para terminar el proceso. Esta tecnología puede simplificar este complicado y largo proceso, con el simple hecho de automatizar la colección y distribución de la información.

- Trazabilidad de medicamentos: según la Organización Mundial de la Salud (oms) cerca de 10% a 30% de los medicamentos que se utilizan en países en vías de desarrollo son falsos; esto es una falta grave debido a que no aseguran el mismo efecto que las verdaderas y pueden llegar a causar daños, efectos secundarios e interacciones no deseadas o imaginadas por el médico. El problema se resolvería de una manera muy sencilla. Cabe destacar que la blockchain puede ser de uso tanto privado como público. Digamos que Bayer, por ejemplo, tiene su blockchain privada y produce aspirina; cuando tú, como comprador, acudes a una farmacia lo que debería pasar es que en la cadena de bloques se registre la venta del producto de Bayer a la farmacia, esto sería una prueba de que el producto es verdadero.

- El manejo y seguridad de los datos: la privacidad de la información generada tiene que estar regulada como es el caso de Estados Unidos por la Health Insurance Portability and Acountability Act (hipaa), la cual requiere que la información de salud del paciente sea totalmente segura. Sin embargo, en algunos casos no se debe mostrar toda la información, lo que se puede lograr ocultando el nombre del paciente. Lo que se hace en estos casos es a partir de una dirección privada (donde se almacenan todos tus datos), se genera una dirección pública donde se limita cierta visibilidad de información. A este proceso se le denomina en criptografía "hash".

¿Alguna vez has escuchado el concepto "información es poder"? Con toda la información recopilada pueden crearse grandes bases de datos, las cuales proveen a los proveedores de la salud, así como a entidades privadas y gubernamentales de datos que son cruciales en investigación para mejorar el servicio y la expectativa de una mejor calidad de vida. La transparencia de datos que se genera con la blockchain es una de las mejores armas para el uso en una industria en la cual la confianza es clave. Se puede llegar a disminuir la negligencia médica debido a errores de comunicación/información, así como mejorar la prevención de condiciones patológicas en etapas tempranas.

La tecnología blockchain llegó para quedarse, no te lo imagines solo en el uso del sector financiero, donde quizá has escuchado hablar de ella; hay empresas desarrollando en estos momentos proyectos en diferentes sectores, sus usos van más allá, como acabamos de ver. Haz de la tecnología tu aliada y no te quedes en el pasado.

El libro de Andrés Oppenheimer, *Sálvese quien pueda*, nos relata que en 2013 se publica un estudio en el cual se pronostica que 47% de los empleos pueden desaparecer en los próximos 15 a 20 años debido a la automatización; probablemente pienses que el trabajo de un médico no es automático, pues piénsalo dos veces, una parte importante de nuestro trabajo es automatizable, mejorando la resolución y tiempos en gran escala. Era la primera vez que en tiempos recientes se editaba un estudio de tal magnitud, por lo que el impacto que género fue polémico.

Por ejemplo, un médico en dermatología hasta ahora únicamente estudiaba medicina y se especializaba en dermatología y dedicaba buena parte de su tiempo a ver manchas en la piel de sus pacientes y decidir cuáles son potencialmente cancerosas. Ahora ya existen aplicaciones en nuestros smartphones que pueden sacar una foto de las manchas en la piel y decirnos al instante si son "buenas" o "malas". Los médicos que quieran dedicarse a la dermatología tendrán que especializarse en terapias de cáncer de piel que serán tratadas cada vez más con la ayuda de algoritmos y robots, para lo cual se tendrá que estudiar más estadística y robótica.

Todos los médicos que tengan un buen trato humano y empatía con sus pacientes y que puedan explicar los diagnósticos de las máquinas inteligentes serán requeridos en un futuro, pero los que entienden las nuevas tecnologías serán más exitosos (Oppenheimer, 2018: 16).

Hasta los médicos tendrán que acostumbrarse a convivir con robots. Según el multimillonario innovador tecnológico de Silicón Valley Vinod Khosla, la tecnología remplazará 80% del trabajo que hacen los médicos hoy en día, empezando por los diagnósticos. En la actualidad, muchos diagnósticos en los mejores hospitales de Estados Unidos ya los realiza la súper computadora Watson de ibm, que puede analizar muchísimos más datos que cualquier médico. Mientras que un médico hace diagnósticos basados en su experiencia y conocimientos, Watson hace sus diagnósticos en el Memorial Sloan-Kettering Cancer Center a partir de datos que puede recoger de la historia clínica de 1.5 millones de pacientes y 2 millones de páginas de artículos académicos en revistas científicas.

¿Qué médico puede competir contra eso? Watson puede comparar la sintomatología, genética y la historia médica de cada paciente con las historias de éxito o de fracaso de cientos de miles de casos semejantes y decidir de acuerdo con estadísticas solidas que conviene hacer en cada caso. ¿En quién confiaremos más, en una computadora con acceso a millones de casos clínicos o en un médico con una experiencia de unos pocos miles de pacientes? (Oppenheimer, 2018: 31).

Daniel Kraft, graduado de medicina por la Universidad de Stanford, se certificó tanto en medicina interna como en pediatría después de completar su residencia en el Hospital General de Massachusetts y en el Boston Children´s Hospital. Es un inventor, emprendedor e innovador; curiosamente si haces una búsqueda en Google sobre él, lo primero que te refieren es su trabajo como inventor, y no es para menos. Si tienes alguna duda hacia dónde vamos o sigues escéptico, te recomiendo ampliamente que escuches una de sus ted talks: "Medicine´s Future? There´s an App for That", aunque fue grabada en 2011 seguramente te sorprenderá.

Con toda la tecnología que tenemos a la mano posiblemente los médicos de nuestra generación debemos tener un contacto más humano con el paciente, disminuyendo los errores y maximizando la tecnología como un respaldo hacia nosotros, por dar un ejemplo. El típico paciente con diabetes mellitus que va a su revisión periódica, él sabe que se ha portado mal en cuanto a la dieta y tal vez con la toma de medicamentos. Hoy en día ya existen aplicaciones que pueden conectarse a tu smartphone para la toma de glucosa, compartir los datos con tu médico y así llevar un mejor control. Debido al conocimiento constante y la sensación de vigilancia el paciente tiende a obtener mejo-res resultados y, en dado caso de que estos empeoren, el médico tiene la información al alcance de su celular, por lo que puede llamar al paciente si es que algo no anda bien con el tratamiento o modificarlo. Eso nos lleva a mejores resultados en el corto, mediano y largo plazo.

El proyecto Gilgamesh

Estarás de acuerdo conmigo en que la función del médico es preservar la salud, combatir la enfermedad y de cierta manera prolongar la muerte. Se nos enseña que lo único que tenemos seguro al nacer es la muerte, pero nos pasamos la vida huyendo de ella. Yuval Noah Harari es un historiador y escritor israelí, quien en su libro *Sapiens. De animales a dioses*, plantea este problema. ¿Qué pasaría si imagináramos las religiones de hoy: islamismo, cristianismo, judaísmo, etcétera, sin la muerte? Estas religiones basan sus enseñanzas para un futuro después de la muerte, en lugar de tratar de superarla y vivir por siempre. Las mejores mentes de tiempos antiguos se concentraban en encontrarle un sentido a la vida/muerte, no en escapar de ella.

Harari recoge el mito de Gilgamesh, un héroe de la mitología sumeria, quien suponía que era el más fuerte y hábil del mundo y que podía vencer a cualquier hombre. Un día, su mejor amigo, Enkidu, muere. El héroe se sienta al lado del cadáver por unos días hasta que observó que un gusano salía de la nariz de su amigo. En aquel momento Gilgamesh tuvo tal terror que decidió no morir nunca. Él quería vencer a la muerte. Viajó hasta el fin del mundo, enfrentándose a un sinfín de retos y encontrando el camino al infierno; sin embargo, fracasó en su búsqueda. Vuelve a su hogar sin poder encontrar la respuesta, siendo un mortal más como cuando partió a la aventura, aunque se había vuelto más sabio (Harari, 2014: 199-200, 294-299).

Para los hombres de ciencia la muerte no es un destino inevitable, sino simplemente un problema técnico. La gente se muere no porque los dioses así lo decretaran, sino debido a fallos técnicos: tuberculosis, un ataque cardiaco, un traumatismo, una infección. ¿Cada problema tiene una solución cierta? Si el nodo sinusual, que lleva el impulso eléctrico al corazón para que se efectué el latido, falla, este puede ser estimulado por un marcapasos. Actualmente las infecciones pueden combatirse con antibióticos; la apendicitis, con cirugía; además, las mejores mentes del mundo en el campo de la salud trabajan para resolver este tipo de problemas. Se desarrollan nuevas y mejores medicinas, nuevos procedimientos, nuevos tratamientos y hasta órganos artificiales que alargan nuestra vida y que esperan un día ser tan buenos para vencer a la muerte (Harari, 2014: 199-200, 294-299).

Si miramos atrás hemos conseguido logros increíbles, pues en la Edad Media las personas se morían de una simple herida infectada, aspecto que hoy en día trataríamos sin mayor problema con un antibiótico. La única manera de detener la extensión de una infección/gangrena en esos tiempos era por medio de la amputación; si esta se localizaba, por ejemplo, en el pecho, era imposible realizar dicha tarea, por lo que la infección se extendía hasta causar una sepsis y, por lo tanto, provocaba la muerte.

He aquí una línea de tiempo para que nos demos una idea cuánto hemos avanzado en los últimos años.

- 10,000 a. C.: Evidencia de que la trepanación (perforación del cráneo) era usada.
- 1,500 a. C.: Primer cirugía plástica registrada (reconstrucción nasal).
- 157 d. C.: Galeno fue nombrado cirujano de los gladiadores en el oeste de Turquía.
- 1536: Vesalius adquiere un esqueleto humano y comienza a desenmarañar la anatomía humana.
- 1545: Se publica el primer tratado acerca del tratamiento

en heridas por bala.
- 1597: Gaspare Tagliacozzi publica el primer libro de cirugía reconstructiva.
- 1765: Se realizan trasplantes de dientes.
- 1834: Se realiza la primera cirugía con éter como anestésico.
- 1847 Ignaz Semmelweis combate exitosamente la fiebre puerperal.
- 1847: Se desarrolla el cloroformo como anestésico.
- 1848: La primera muerte por cloroformo es registrada.
- 1857: Louis Pasteur descubre que los gérmenes causan la descomposición de la materia viva.
- 1865: Joseph Lister trata a pacientes usando técnicas antisépticas.
- 1902: Luther Hill realiza exitosamente la primera cirugía de corazón.
- 1912: Alexis Carrell gana el premio Nobel en medicina.
- 1936: Walter Freeman lleva a cabo la primera lobotomía.
- 1943: Willem Kolff inventa la máquina de diálisis.
- 1944: Dwight Harkem abre un corazón humano palpitando.
- 1946: Primer cirugía de cambio de sexo (femenino a masculino)
- 1951: Cirujanos en París intentan un trasplante de riñón de criminales ejecutados.
- 1952: John Lewis lleva a cabo exitosamente la primera cirugía a corazón abierto.
- 1954: Primer trasplante de riñón exitoso (entre gemelos idénticos).
- 1957: Cirujanos en Boston usan radiación para destruir

el sistema inmune en pacientes postrasplantados con señales de rechazo.
- 1967: Primer trasplante de corazón.
- 1970: Se propone usar implantes en el cerebro para modificar la conducta violenta.
- 1976: Roy Calne comienza con los experimentos de ciclosporina.
- 1978: Primer trasplante exitoso de riñón usando ciclosporina.
- 1998: Clint Hall recibe el primer trasplante de mano.
- 2005: Primer trasplante exitoso parcial de cara.

Como podemos apreciar, los primeros anestésicos, como el éter, comenzaron a utilizarse hasta mediados de 1800. El inicio de la cirugía no es tan glorioso como lo podríamos pensar; de hecho, en ese siglo los carpinteros y carniceros eran los destinados en las guerras a servir como cirujanos, requería de poco conocimiento y una gran habilidad en el uso de los cuchillos.

Además, la esperanza de vida ha aumentado de manera sorprendente en el último siglo, siendo por encima de los setenta años en países del primer mundo. Antes de la llegada de las vacunas, inyecciones, píldoras, tratamientos tan comunes hoy en día, la humanidad sucumbía ante enfermedades como la difteria, la varicela, la gripe; los niños morían al por mayor durante sus primeros cinco años, lo que contribuía a que la esperanza de vida fuera tan baja.

Nadie puede saber cuándo se logrará el proyecto Gilgamesh, la cuestión es que es una realidad, independientemente de si llega a tener éxito o no. El uso de la ingeniería genética ha avanzado a pasos agigantados, como también lo ha hecho el uso de nanotecnología para desarrollar un sistema inmune biónico compuesto por pequeños robots. Se ha llegado a sugerir que antes de 2050 podríamos convertirnos en humanos amortales, ya que todavía podríamos sufrir un accidente fatal instantáneo (Harari, 2014: 199-200, 294-299).

La ingeniería orientada a la medicina ha sido de gran utilidad en los avances médicos. Los ciborgs son seres que combinan partes inorgánicas con partes orgánicas. Hugh Herr, un profesor del mit, en 1992 sufrió un accidente al escalar que provocó que sus dos piernas fueran amputadas a causa de las lesiones que sufrieron los tejidos. Hoy tiene piernas biónicas, realiza tareas como caminar, bailar, entre otras. Se considera un hombre biónico, pero aún no como un ciborg. La diferencia es que no puede sentir ni mover normalmente sus piernas, mientras que un ciborg sí lo podría hacer, efectuando los movimientos e incluso llegando a captar las sensaciones por medio de sensores que replican la actividad neuronal. Actualmente la tecnología está muy avanzada y se ha implementado en personas como él. Su departamento diseña este tipo de tecnología, ex-tendiendo la capacidad humana a niveles superiores.

El ADN

El conocimiento aumenta de manera exponencial. Hoy en día estamos viviendo el cambio de la medicina personalizada, la cual se adaptará según tu adn (ácido desoxirribonucleico). Pronto irás a una consulta donde tu médico tendrá acceso a tu mapa de adn, y te hará saber que sufres riesgo de cáncer de colon, por lo que es conveniente prevenir con dieta y exámenes de manera continua, mientras que el cáncer de hígado no es una preocupación. Suena casi utópico, pero hacia allá se enfocan los avances médicos (Harari, 2014: 199-200, 294-299).

Este nuevo conocimiento nos plantea dilemas y problemas novedosos que tendremos que resolver. Imagina llegar a una entrevista de trabajo donde un requisito sea llevar tu mapa de adn, en el cual podría observarse una tendencia a algún tipo de psicosis o, simplemente, el tuyo parece verse mejor que otro y por ese hecho te contratan o no lo hacen. También podría ocurrir que las compañías de seguro privado decidan asegurarte o no debido a que tus genes tienen una alta incidencia a desarrollar cierta enfermedad. Por el momento existen leyes que nos protegen e impiden este tipo de conductas, pero nadie nos asegura que el día de mañana no se conviertan en un práctica común.

¿Alguna vez leíste *Un mundo feliz* de Aldous Huxley? En su libro él presenta una sociedad fragmentada en diversas clases desde la *alpha*, que son los más inteligentes, hasta los epsilones, que eran sirvientes. La diferencia y discriminación de clases de acuerdo con el adn podría convertirse en una realidad. ¿Qué te parece? Sin duda, se presentarán dilemas éticos que tendremos que analizar para no caer en extremos que afecten a los individuos.

Un buen doctor

"No puede el médico curar bien sin tener presente al enfermo". *Seneca*

Este texto tiene como base uno de los aspectos relacionados con la profesión médica, derivado de un punto que me canso de escuchar en múltiples conversaciones: el doctor x es el mejor cirujano del país, el doctor y es el mejor internista del continente. Y siempre me pregunto, ¿con qué seguridad lo afirmas?, ¿en qué hechos te basas para decirlo?, ¿no estarás menospreciando el trabajo de los demás?

Por más que he interrogado y buscado alguna manera factible de medir estos comentarios me encuentro con la disyuntiva entre lo objetivo y lo subjetivo de la percepción de las personas. Bueno y malo son cuestiones subjetivas. Lo que para x puede resultar favorable para y es perjudicial. Por fin, después de meses de búsqueda, entrevistas y encuestas a personal de la salud, encontré una respuesta que satisfacía mi deseo de entendimiento sobre este tema.

Ashish Jha, un profesor de Harvard, realizó la encuesta que tanto anhelaba y los resultados fueron de cierta manera inesperados. Sinceramente no creo que haya mucha diferencia entre un médico y otro al alcanzar un nivel de presión dentro de los límites normales con farmacoterapia. Cuando tienes hipertensión, rara vez alguien preguntará quién es el doctor que mejor maneja la presión de sus pacientes, quién tiene los mejores índices de control de glicemia en pacientes diabéticos. Todos estos resultados se basan no solo en la calidad del médico, sino en múltiples factores que conciernen al paciente como, por ejemplo, si sigue las especificaciones del tratamiento, entre otras variables.

Por esta razón, Ashish Jha decidió realizar una encuesta en Twitter. El margen de los resultados está limitado a aquellos con los que el profesor tiene contacto, el número de veces que fue compartido su tuit y otras limitaciones. Sin embargo, menciona otras limitantes en las cuales reconoce que pudiera haber médicos que no son capaces o incluso son perjudiciales para la salud del paciente; aunque la mayoría que lo logra, después de tantos filtros para llegar a ser galeno, suele estar curtido por la experiencia y el conocimiento.

La respuesta número 1 fue: Tener empatía; la respuesta número 2: Escuchar al paciente. Curiosamente hasta la posición número 5 encontramos la respuesta: Competente/Efectivo.

Resulta interesante lo que revela un simple tuit, ya que depende del tipo de atención que buscas es la cualidad que quieres encontrar, ¿cierto? Si tuvieras un tumor cerebral, dudo infinitamente que quisieras que te operara un cirujano cuya mayor habilidad sea tener empatía contigo. Quieres soluciones a tu problema por lo que con toda seguridad la habilidad y efectividad pasarían a primer plano, mientras que la empatía pasaría a ser secundaria.

Con curiosidad he observado este tipo de atenciones de varios galenos: un médico extremadamente habilidoso en cuanto a la cirugía, mientras que su trato con los pacientes no es el mejor, pero estos últimos ponen en sus manos su vida cuando están al borde de la muerte (Harvard T.H. Chan School of Public Health, 2014).

Reflexión

A la población en general que no está familiarizada con el programa de la carrera de medicina, no sabe que un residente es un médico que, después de seis o siete años de estudios, pasa un examen de competencia entre más de 50 mil aspirantes y es seleccionado. Una vez aprobado el examen tiene que volver a competir para que el hospital donde desea realizar sus estudios de especialidad lo acepte. Si quieres seguir por este camino, aceptarás este proceso y, después de estos dos grandes filtros, llegarás a ser un residente en un hospital; obviamente el nivel de competencia aumentará en relación con el tipo de hospital al que deseas ingresar, pero estamos hablando ya de un nivel alto de competencia para llegar a esta instancia.

El modelo de los hospitales está diseñado para que un enorme porcentaje de trabajo sea llevado por este personal, los residentes, que cumple funciones de mandadero, *valet parking*, camillero, velador, repartidor, instrumentista, mueble, secretaria y cualquier otra actividad que sea necesaria, si es que el paciente lo necesita. Se debe estar acostumbrado a no quejarse, desvelarse, no dormir, en algunos lados ir al baño una vez al día, no utilizar el elevador en hospitales de 14 pisos (sí, aunque tú estés en el último), e inclusive donar su sueldo para comprar suturas o material para que pueda operar, llenar toda la papelería y en algunos lados a portar una corbata del color indicado para saber a qué año pertenece; pero, sobre todo, ser capaz de hacer todo lo necesario para desempeñar su trabajo, teniendo o no el material suficiente, así que tiene que improvisar una férula, un vendaje, una sonda, un drenaje, una incubadora, implementos que son vistos por personas ajenas al medio como abominaciones, por lo que incluso te podrían demandar.

Las frases de los médicos mayores: "ya no los hacen como antes" o "en mis tiempos hacíamos..." resonarán en tu cabeza miles de veces; si tuvieras o no material es tu obligación mantener la salud de un paciente como sea. Sí han cambiado los tiempos, pero el modelo en general es el mismo, y esto es lo que le toca hacer al residente.

Los horarios de trabajo pueden ser jornadas de 36 horas o, en algunos lugares, te quedas encerrado un mes en el hospital y duermes donde se puede: de pie, sentado, en el baño, hablando, en la máquina, bueno, se adquiere una habilidad espectacular para poder dormir. En México, para los que han tenido la oportunidad de hacer guardias en otros países, no hay comparación con el exceso de trabajo que se tiene en relación con Europa, donde tienen muchos más recursos, más organización y más personal.

Te entrenan para ser fuerte, insensibilizarte a no llorar una muerte ni a celebrar un nacimiento, a agradecer porque todo salió bien y a sentir confort cuando el paciente dice gracias. Te preparan para trabajar siete días de siete, los 365 días del año, para descansar un par de horas, sacudirte la bata y seguir adelante. Te ejercitan para interrumpir tu sueño porque un paciente necesita que lo revises, porque es la hora en la que el bebé debe nacer, porque alguien se lastimó haciendo alguna actividad o simplemente no haciendo nada y cuando por fin puedes descansar unos momentos, debes mantenerte alerta por si alguien necesita de ti.

Nos entrenan para darle atención a quien la necesite, a salvar a la víctima y al agresor. Ser un pilar de apoyo para el paciente, sonreír todos los días y seguir de pie y de buen humor. A decir, ¡un ciclo más! Cuando realizamos rcp, aunque sepamos que las posibilidades de éxito son pocas, nos alegramos cuando el paciente recobra la actividad en el monitor.

Pero no nos enseñan a no descuidar lo esencial... A no descargar la frustración con terceros o cuando recibes comentarios como "nunca puedes, siempre es lo mismo". Es sumamente difícil tener un estilo de vida que no te permita estar con tus seres queridos cuando lo deseas, olvidar sus cumpleaños por estar de posguardia, llegar tarde porque se atrasó una cirugía o el paciente necesitaba de ti. Es difícil no ser la persona que tus hijos puedan llegar a necesitar porque estás ocupado velando por la salud de un paciente.

Y, por si fuera poco, el residente es víctima de los comentarios de los pacientes como "es estudiante", "por mí comes", "me tienes que atender"; además, tienes que dar la cara por un mal servicio o por la carencia de algún material, de lo cual no eres culpable en ningún sentido; tu creatividad para resolver situaciones difíciles ahora es criticada, se menosprecia tu función, tu conocimiento, se desconfía de ti por estar vestido de blanco, por estar horriblemente presentable después de 36 horas y seguir dando consulta aunque parezca sacado de una película de terror. Ser criticado por comer o dormir y prácticamente por cualquier cosa que no les parezca, pero, a pesar de toda esta injusticia, sigues adelante para terminar tus estudios y estudiarás más, improvisarás más y mejorarás los resultados a pesar de la falta de insumos. Una de las desventajas de la medicina es que siempre es mal visto quejarte, reclamar, sentir hambre, sueño y cualquier debilidad no admisible en un residente.

A todos ellos, cuando los vean, en lugar de criticarlos, mejor analiza si no ha dormido, si su mala alimentación es porque no tiene tiempo de comer y debe meterse cantidades de carbohidratos para aguantar y sobre todo que es una persona que hará lo necesario para cumplir su función, cuidar al paciente. El residente ha pasado a ser el blanco de la crítica, su trabajo es menospreciado y no se le paga, ¡teniendo ahora que hacer todo lo anterior por vocación, sin quejarse y sin poder alzar la mano por riesgo a represalias!

A todos aquellos que han vivido esta experiencia, no queda más que cumplir con sus recomendaciones, valorar las horas, días y maltratos vividos para poder llegar a atender a un paciente, a velar por la salud del enfermo.

La imaginación es nuestro mejor amigo o peor enemigo

Cuántas veces no nos ha contado un compañero o incluso hemos vivido una situación como la que cuento: si trabajas en un hospital, es altamente probable que mientras estés realizando tus prácticas o internado te pidan que realices una toma de muestras. Cuando estés en cirugía, te pueden pedir que ayudes en algún procedimiento y pueda ocurrir algún desenlace no esperado para ti o el equipo.

Imagina un día común y corriente, de seguro te ha pasado... por algún descuido o simplemente azares del destino, estás tomando una muestra con el paciente ictérico; Homero Simpson parece albino al lado de él. Tomas el expediente y efectivamente confirmas tu temor, virus de hepatitis c o incluso te llegara a tocar algún paciente con vih. No es por discriminar al paciente ni mucho menos, pero lo primero que se te viene a la mente es preservar la salud, ¿cierto? Es un momento que crea una descarga adrenérgica y se te hela el corazón y no sabes qué hacer. Te picaste sin querer con la aguja con la cual sacaste la muestra... Optas por llorar en silencio pensando lo peor por unos segundos, quieres salir rápidamente de la sala del paciente e ir a buscar todos los artículos del mundo, a intentar descubrir la cura para una enfermedad que, según tú, probablemente tendrás por un simple piquete (no es que no tengas que tener precaución en este tipo de casos); por lo general en estas circunstancias exageramos la situación y es aquí cuando te recomiendo, tranquilízate.

La importancia de la profilaxis después de la exposición ha aumentado puesto que en un estudio realizado por Wig nos arroja que el 62.8% de los participantes no están al tanto de las medidas profilácticas que se deben de tomar si hay algún accidente ocupacional con exposición en pacientes con vih. El riesgo promedio de sufrir infección por vih después de una exposición percutánea al virus es de 0.3%, eso quiere decir que de cada 300-330 casos 1 estará infectado. El riesgo de infección aumenta si es que el paciente está en etapas avanzadas de la enfermedad, si el accidente ocurrió con algún instrumento que llevaba tiempo en contacto con el paciente, la cantidad de sangre que se transmitió e incluso la profundidad de la herida. Las heridas con aguja sólida o de sutura tienen menor incidencia de transmisión que las que son huecas o se utilizan para toma de muestras (Singh *et al.*, 2012).

Claro que cuando suceden este tipo de eventos hay que acudir a medicina laboral o epidemiológica, según se maneje el hospital donde ocurra, pero ya puedes estar un poco más tranquilo si es que llegas a sufrir un accidente como este.

La práctica hace al maestro

"Los médicos como la cerveza, mejor cuanto más viejos". Thomas Fuller

Esa es la creencia popular, ¿tú qué opinas? La medicina es un extraño arte, nosotros como prestadores de un servicio que intenta aliviar al paciente nos vemos sumergidos en ocasiones en las que la gran mayoría de las veces desconocemos a quién estamos tratando. Las apuestas son altas, restringimos a los pacientes de sus libertades. Les damos infinidad de fármacos, insertamos catéteres e intubamos de ser necesario, manejamos a nuestro gusto y capacidad la respuesta química y biológica del cuerpo humano y utilizamos las leyes de la física. En ese momento, cuando damos un paso más, nos surgen todas las dudas, errores, posibles escenarios tanto de éxito como de fracaso y es ahí cuando nos damos cuenta de la complejidad, lo desastroso y especial que puede llegar a ser la medicina.

En cirugía, como en cualquier otra área, la habilidad y la confianza con la que nos desarrollamos la aprendemos de la experiencia a la que somos sometidos. Como los jugadores de futbol o atletas olímpicos, necesitamos practicar para obtener experiencia en el campo que nos desenvolvemos. La diferencia es que en medicina practicamos con personas y a ninguna de ellas les gusta de primera instancia ser usada como conejillo de indias.

Los cirujanos, como grupo, se adhieren a un curioso igualitarismo. Creen en la práctica, no en el talento. La gente a menudo asume que debes tener buenas manos para convertirte en un cirujano, pero no es cierto. Piénsalo, cuando te entrevistan para ingresar a los programas de cirugía, nadie te hace suturar o tomar una prueba de destreza para ser aceptado; pero el talento ayuda. Sin duda de vez en cuando aparecerá algún sujeto que tiene una habilidad innata para realizar este tipo de tareas, alguien que se desarrolla por encima de la curva de aprendizaje como si siempre se hubiera dedicado a ello, que ve el campo operativo como un todo, observa problemas antes de que sucedan. No obstante, los cirujanos dicen que lo más importante para ellos es encontrar personas conscientes, trabajadoras, lo suficientemente sensatas como para seguir practicando esta labor tan difícil de día y de noche durante años sin fin.

> Como me lo dijo un profesor de cirugía, permítame elegir entre un Ph.D. que haya clonado meticulosamente un gen y un escultor talentoso, y que cada vez elija un Ph.D. Claro que dijo, apostaría a que el escultor es más talentoso físicamente; pero apostaría a que el Ph.D. sea menos inestable. Habilidades que los cirujanos creen, pueden enseñarse, la tenacidad no puede (Gawande y Griffith, 2003: 20).

El autor Malcom Gladwell nos da un punto de vista acerca de la experiencia y la necesidad de estar constantemente practicando para llegar a ser profesionales. En su libro *Outliers. Fuera de serie: por qué unas personas tienen éxito y otras no*, nos hace la observación de múltiples casos; en particular se describe la escena de un partido de hockey entre los Tigres de Medicine Hat y los Gigantes de Vancouver, que en ese entonces eran los mejores equipos de la liga canadiense de hockey, que a su vez era la mejor liga juvenil del mundo. Uno esperaría que lo común fuera que los jugadores no tuvieran algún rasgo característico más que simplemente ser extremadamente buenos para ese deporte; la cuestión es que hay factores que entran en juego a la hora de determinar quién llega a la liga profesional y quiénes se quedan en el camino, pues esto sucede en diferentes áreas y aplica sin darnos cuenta de ello.

Fue hasta los años ochenta cuando un psicólogo canadiense Roger Barnsley puso atención por primera vez en este fenómeno. Él se percató de que la mayoría de los integrantes de hockey canadiense nacían en los meses de enero, febrero y marzo, ¿casualidad? La explicación tiene bastante lógica si se observa todo el panorama. La fecha de corte para comenzar a jugar es el 1 de enero, es decir, que cualquiera que nazca el 2 de enero durante sus primeros años jugando a este deporte podrá participar con aquellos nacidos en los siguientes meses, a edades tempranas 11 meses de distancia pueden hacer una gran diferencia. Entonces, ¿qué es lo que pasa? Al momento que se tienen que elegir jugadores para divisiones con mayor grado de dificultad, quienes practicaron por más tiempo (aquellos que comenzaron en enero o los primeros meses del año) tienen probabilidades más altas de quedar seleccionados simplemente por haber nacido unos meses antes y llevar más tiempo practicando este deporte; la ventaja no es tanta al principio, pero a los 13 o 14 años, con el beneficio de un mejor entrenamiento y toda la experiencia adquirida, es realmente superior a sus pares que no estuvieron expuestos a esos grados de entrenamiento.

Como estudiante de medicina, ya sea en tus primeros años o durante la residencia, tienes que comenzar a aprender de alguna forma, ¿cierto? No importa si nos vigilan nuestros superiores. Si hiciéramos un promedio de los casos que son tratados por los médicos de menor jerarquía al comienzo del entrenamiento, de seguro el resultado sería peor que si el paciente fuera atendido por un médico con experiencia, pero, repito, nos tenemos que formar de alguna manera.

Hay que ser realistas, si viene el familiar de algún médico, es probable que sepa de este problema y por ello no permita que lo atiendan los estudiantes; es contradictorio que en ocasiones los mismos pacientes llegan a exigir la perfección sin siquiera dejar a los estudiantes practicar con ellos. Sin embargo, todos nos vemos afectados si nadie se pone a adquirir experiencia, por lo que el aprendizaje ocurre tras bambalinas, a veces con anestesia y sin el conocimiento total del paciente.

El ejemplo más claro que viene a mi mente es la inserción de un catéter central, que es un dispositivo que se usa para extraer sangre y administrar tratamientos, como líquidos intravenosos, medicamentos o transfusiones de sangre. Se introduce un tubo delgado y flexible en una vena, por lo general, debajo de la clavícula. Se guía (entreteje) en una vena grande por encima del lado derecho del corazón que se llama vena cava superior. Se introduce una aguja en una vía de acceso afuera del cuerpo para extraer sangre o administrar líquidos. Un catéter central de acceso venoso se puede dejar en su lugar durante semanas o meses, y ayuda a evitar la necesidad de repetir los pinchazos de aguja. La principal complicación es causar un neumotórax, en términos coloquiales: pinchar el pulmón, que le causaría dificultad respiratoria al paciente y en ocasiones incluso la muerte.

El escenario es el siguiente: un médico interno que con dificultad puede recordar el nombre del sistema arterial y venoso; un médico de mayor jerarquía al cual por ganas de instruir al alumno lo deja intentar el procedimiento, le explica la técnica (hay diferentes) que a grandes rasgos es la siguiente:

- Observar las referencias anatómicas.
- Asepsia y antisepsia, colocación de campos estériles.
- Anestesia local, más sedación.
- Inserción de la aguja en dirección cefálica (cabeza).
- Redirección a horquilla esternal.
- Introducción del catéter venoso central, conectando la venoclisis, corroborando su permeabilidad y la presencia de retorno venoso.
- Fijar con material de sutura absorbible.

Si todo sale bien y la suerte está de tu lado, no habrá contratiempos, aunque es difícil que ocurra alguno durante tus primeras veces, simple y sencillamente porque no tienes la experiencia necesaria, puedes desfalcar en el primer paso, incluso olvidar poner los campos o causar neumotórax. Es normal. La frase que dice: "ve uno, haz uno, enseña uno" nunca ha sido tan acertada como en este escenario. Probablemente tengas que pedir ayuda de tus superiores, por favor hazlo sin mortificar al paciente, puesto que a nadie le gusta saber que su procedimiento se está complicando.

Algunas veces nos toparemos con familiares o pacientes que, aunque entiendan nuestra posición de adquirir experiencia, desean el mejor tratamiento y atención posible para ellos. Por este motivo, el aprendizaje debe ser "robado", siendo tomado como un dominio eminente corporal.

La vestimenta

"El médico debe estar limpio en persona, bien vestido y ungido en ungüentos de olor dulce".
Hipócrates

Sin lugar a dudas de los primeros objetos con los que relacionamos la palabra doctor o médico es con la bata blanca. Desde nuestro primer día de clases nos hacen portarla con orgullo y mantenerla lo más limpia posible contra toda adversidad; nuestra fiel compañera de profesión es como una capa con la cual nos convertimos en súper héroes para poder salvar a los enfermos.

El uso es tan cotidiano que no nos percatamos a ciencia cierta de cómo nuestra vestimenta influye directa o indirectamente en nuestros pacientes; más de alguna vez nos habremos quejado por el uso de la misma, argumentar su uso racional y no todo el tiempo en el hospital, incluso en esos meses de verano donde el calor es extenuante e intentan justificarte sin convencerte totalmente con argumentos válidos del porqué del uso de la bata o el buen vestir en los médicos juega un papel en la relación médico-paciente.

Diversos estudios se han realizado a lo largo del mundo; en 2015 se hizo el más grande hasta entonces, pues se llevaron a cabo 6,280 encuestas, de las cuales 4,062 se llenaron de manera correcta y se analizaron. ¿Qué intentaba mostrar este estudio? Pretendía resolver la incógnita de si la vestimenta con la que atendemos al paciente influye en la satisfacción del mismo, en sus expectativas y preferencias.

La primera impresión que damos al paciente, según la hipótesis presentada en diversos artículos, puede mejorar la experiencia, la relación médico-paciente e, incluso, la adherencia al tratamiento que les indicamos. Si nuestra función es preservar la salud del enfermo, es obvio que nos interesa brindar una mejor atención, establecer una mejor relación, ya que el paciente no es solo la enfermedad, el entorno también juega un papel fundamental.

Las encuestas se llevaron a cabo con fotos donde se mostraba a la misma persona como médico con diferentes vestimentas:

- Casual
- Casual con bata
- Traje quirúrgico
- Formal
- Formal con bata
- Traje de vestir
- Traje quirúrgico con bata

Para no caer en anclaje dando de esta manera predilección por algún tipo de gestos, iluminación u otros, se dispuso de la misma persona y el mismo fotógrafo para reducir el riesgo de que esto ocurriera.

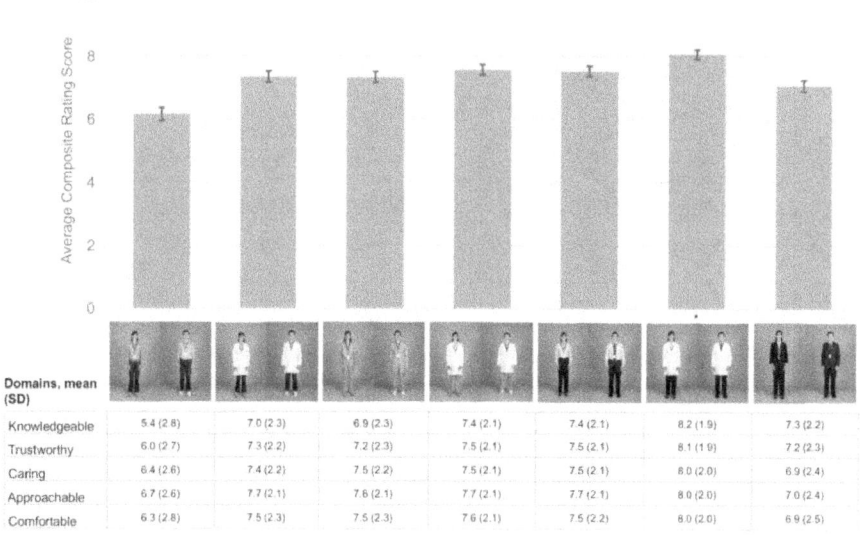

Domains, mean (SD)							
Knowledgeable	5.4 (2.8)	7.0 (2.3)	6.9 (2.3)	7.4 (2.1)	7.4 (2.1)	8.2 (1.9)	7.3 (2.2)
Trustworthy	6.0 (2.7)	7.3 (2.2)	7.2 (2.3)	7.5 (2.1)	7.5 (2.1)	8.1 (1.9)	7.2 (2.3)
Caring	6.4 (2.6)	7.4 (2.2)	7.5 (2.2)	7.5 (2.1)	7.5 (2.1)	8.0 (2.0)	6.9 (2.4)
Approachable	6.7 (2.6)	7.7 (2.1)	7.6 (2.1)	7.7 (2.1)	7.7 (2.1)	8.0 (2.0)	7.0 (2.4)
Comfortable	6.3 (2.8)	7.5 (2.3)	7.5 (2.3)	7.6 (2.1)	7.5 (2.2)	8.0 (2.0)	6.9 (2.5)

*All comparisons of the composite score are significantly different when compared to the referent group (formal attire + white coat) at $p<0.05$.

En la imagen se pueden apreciar los valores que se le atribuyen al médico simplemente por la vestimenta, los participantes le dieron un mayor peso a aquel que estaba vestido formalmente y con bata, mientras que la calificación menor fue otorgada a aquel con vestimenta casual sin bata.

Sin embargo, no todos los escenarios son los mismos, no significa que siempre esa vestimenta sea la más valorada por los pacientes, factores como la edad del paciente juega un papel importante. En otro estudio realizado en Japón (Kurihara, Maeno y Maeno, 2014), se observó que los pacientes más jóvenes preferían una vestimenta como el traje quirúrgico con bata, mientras que los adultos, conforme se acercaban a edades mayores, preferían vestimenta formal con bata.

Dependiendo del escenario, la vestimenta puede jugar un papel esencial.

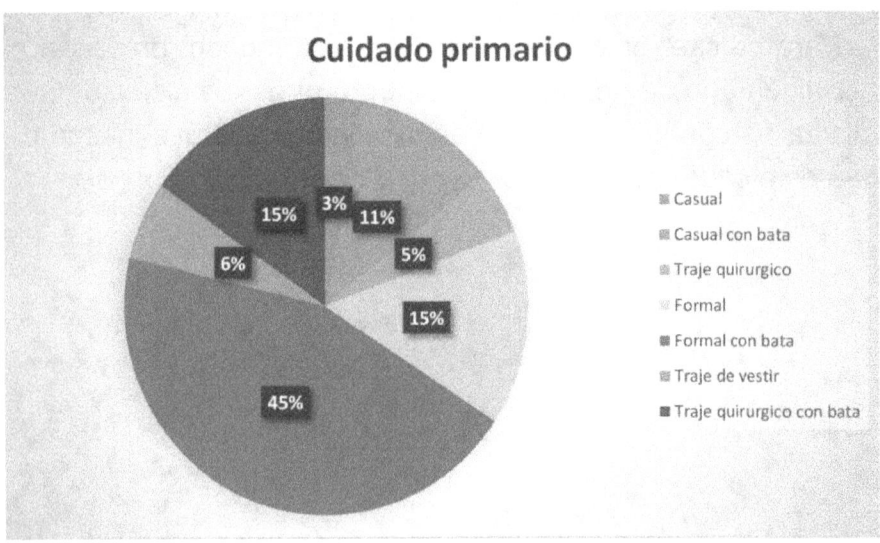

¿Quién te gustaría que te atendiera en caso de emergencia?

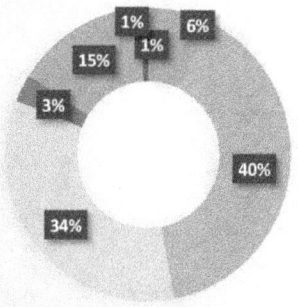

- Casual
- Casual con bata
- Traje quirurgico
- Traje quirurgico con bata
- Formal
- Formal con bata
- Traje de vestir.

¿Quién preferirías que te atendiera cuando te internas en el hospital?

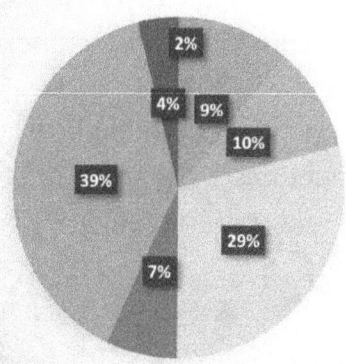

- Casual
- Casual con bata
- Traje quirurgico
- Traje quirurgico con bata
- Formal
- Formal con bata
- Traje de vestir.

¿Quién preferirías que fuera tu cirujano?

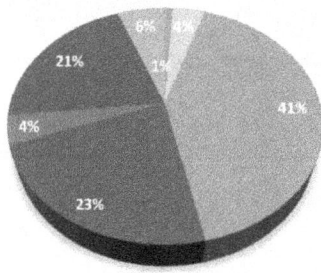

- Casual
- Casual con bata.
- Traje quirurgico.
- Traje quirurgico con bata.
- Formal.
- Formal con bata.
- Traje de vestir.

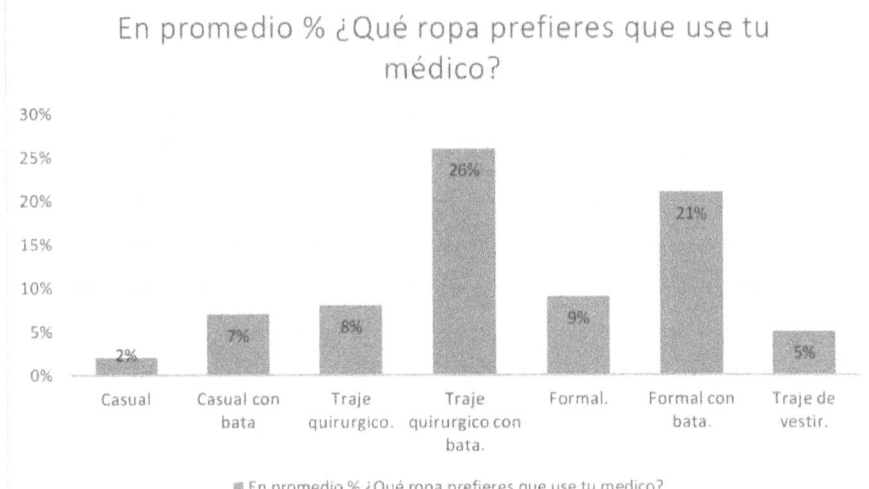

En promedio % ¿Qué ropa prefieres que use tu medico?

Las pacientes mujeres toman más importancia de la vestimenta hacia las médicos mujeres que hacia los galenos hombres; sin embargo, el hombre toma igual importancia sin importar el sexo del mismo (Petrilli *et al.*, 2018).

En consecuencia, la próxima vez que atiendas a un paciente recuerda uno de los tantos factores externos que pueden jugar un papel en el desarrollo de la atención médica.

Antibióticos, un arma de dos filos

"The time may come when penicillin can be bought by anyone in the shops. Then there is the danger that the ignorant man may easily under dose himself and by exposing his microbes to non-lethal quantities of the drug make them resistant. The public will demand the drug and it will begin an era of abuse".
Alexander Fleming

Corría el verano de 1928, era el 15 de septiembre, el bacteriólogo Alexander Fleming se encontraba en su laboratorio, del que se dice que tan afamado personaje solía dejar muy desordenado; para su suerte (y para la nuestra), sale de su guarida para tomarse unas merecidas vacaciones. Con lo que no contaba Fleming era que su descuido sería un parteaguas en el mundo que lo llevaría a ganar un premio Nobel. Cuando regresa de su viaje, descubre que sus cajas de petri estaban cubiertas por moho. Al intentar deshacerse de tan desagradable espécimen, se da cuenta de que en cierto plato las bacterias aparecían muertas, destruidas por el moho que se encontraba en él; fue así como se percató que había logrado destruir al *Staphylococcus aureus*.

Sin duda alguna este fue el descubrimiento del siglo en cuanto a la medicina concierne, ya que sin él y su contribución en el combate a las infecciones no hubiéramos podido avanzar a pasos agigantados como lo hemos hecho. Durante la segunda guerra mundial se probó este nuevo medicamento, que sería conocido como penicilina, para tratar la gangrena, causada por las heridas del campo de batalla. Al final de la guerra, más de 20 farmacéuticas se encontraban fabricando dicho medicamento para salvar incontables vidas, pues se producían cerca de 650 mil millones de unidades por mes para tratar a los soldados (history). Al inicio, una simple dosis de penicilina costaba 40 dólares, lo que hoy en día equivaldría a 600 dólares; en 1949, cuando se produjo masivamente, su precio era de 0.20 dólar la dosis (*The Economist*, 2019).

Después de tan remarcable descubrimiento, comenzó el abuso de este medicamento, ya que los profesionales de la salud pensaron que se trataba de una inyección milagrosa en contra de las bacterias y que curaría un sinfín de enfermedades; no estaban del todo equivocados, sin duda la cirugía avanzó gracias a estos medicamentos, puesto que enfermedades mortales en ese entonces se tratarían con unas simples inyecciones, que no son nada si se compara con el coste de perder la vida.

¿A qué nos enfrentamos en una era post antibióticos? Podrá sonar fatalista, pero está estimado que para 2050 las bacterias resistentes a antibióticos (bra) causarán, incluso, más muertes que el cáncer. En la actualidad mundialmente se estima que se producen 700 mil muertes a causa de este fenómeno. Para 2050 los números aumentarán a 10´000,000, y las regiones de África y Asia serán las más afectadas; este aspecto puede asociarse a que son los continentes más poblados (Tagliabue y Rappuoli, 2018; Ranosa, 2019). Por lo general, el método de transmisión más importante de patógenos resistentes es la vía fecal-oral, por lo que mantener una buena higiene de manos puede ahorrar graves problemas en la población. Estados Unidos, cuya población representa 4.6% del total mundial, consume 46% del mercado de los antibióticos (Bartlett, Gilbert y Spellberg, 2013).

Múltiples tratamientos médicos dependen de los antibióticos. Imagina una embarazada a punto de dar a luz con una pelvis estrecha o alguna complicación donde tengas que proceder por medio de la cesárea, el paciente ya correría un gran riesgo sin los antibióticos. Incluso una simple toma de biopsia de próstata, o trasplantes o quimioterapias serían muy riesgosas sin ellos (Ranosa, 2019; who, 2014).

Desarrollo de la resistencia a antibióticos Una línea de tiempo de eventos clave

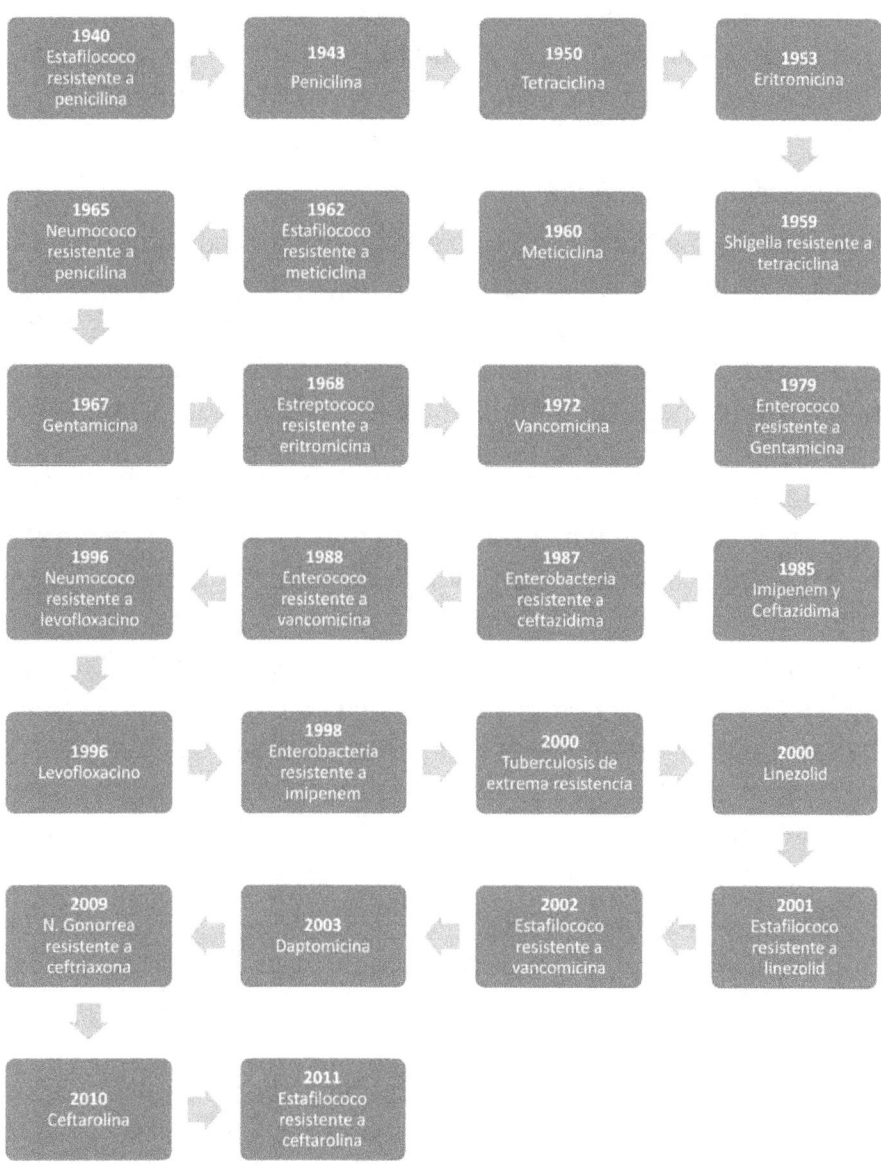

Fuente: Ventola (2015).

Causas de la resistencia

El sobreuso: en 2010, según datos del IMS Health Midas Database, se estimó que se prescribieron 22 dosis de antibiótico por cada persona que vivía en los Estados Unidos; sin embargo, en países subdesarrollados o en vías de desarrollo es legal comprar estos medicamentos sin receta, hasta en línea, por lo que el fácil acceso a ellos sin duda nos ha llevado al mal uso (Ventola, 2015). En México, apenas en 2010 se comenzó a solicitar receta para la compra de estos fármacos.

Prescripción inadecuada

Infinidad de médicos llegan a recetar estos medicamentos sin siquiera tener una indicación clara. Incluso cuando se presenta una infección por bacteria, el tratamiento empírico en múltiples ocasiones no es el adecuado para la bacteria que ataca a nuestro paciente, además de que la duración del tratamiento tampoco es la correcta. El ejemplo más claro, y que me preocupa mucho, es un cuadro de infección de vías respiratorias: revisas al paciente y tú sabes que lo más probable, simplemente por estadística, es que la infección sea de origen viral; no obstante, hay quienes se atreven a recetar con gran seguridad un antibiótico para estos padecimientos. Prescriben antibióticos a diestra y siniestra como si fueran dulces indicando dos, tres o hasta cuatro diferentes medicamentos para ver cuál funciona y no quedar como el médico que no le recetó nada a su paciente. Diversos estudios señalan que las indicaciones terapéuticas en cuanto a agente y terapia antibacterial son inapropiados en 30% a 50% de los casos (Aslam *et al.*, 2018; who, 2014).

También está el típico paciente que llega a pedir que le recetes antibióticos sin saber cómo funcionan o si tienen alguna indicación para su uso. Por otro lado, como sabemos, esta industria es un negocio, a fin de cuentas, por ejemplo, en los consultorios anexos a farmacias los médicos se ven casi obligados a recetar lo que sea, porque esto juega un papel en sus ingresos.

Uso en agricultura y ganadería

El uso de antibióticos utilizado en estas industrias, agricultura y ganadería, incluso puede pasar desapercibido para la gente común, pero la realidad es que son usados de manera cotidiana para mantener un ritmo de producción. Nosotros los ingerimos por medio de la alimentación. La secuencia de eventos es la siguiente: 1. Los antibióticos se utilizan en la producción y crecimiento de plantas y animales para suprimir a las bacterias patógenas, lo que sucede realmente es que dan paso a que las bacterias resistentes colonicen nuestros alimentos; 2. Ingerimos la comida, junto con las bacterias que contiene; y 3. Estas bacterias pueden causar un desequilibrio en nuestra micro biota y llevarnos a padecer enfermedades.

La fda (Food and Drug Administration) estimó que 80% de antibióticos se destinan al uso de la ganadería, no solo con el objetivo de curar enfermedades, sino con la finalidad de cuidar a los animales de las bacterias que se encuentran en los recintos donde se mantienen, dando dosis de antibióticos prácticamente desde que nacen hasta que son llevados al matadero.

Sin embargo, la historia no termina ahí: uno podría pensar: "Bueno, a mí qué me importa que los antibióticos se usen en animales". Las bacterias se transmiten a los humanos por el contacto directo con los animales, el consumo de carnes crudas, exposición al estiércol o por el contacto de carne no cocida sobre la superficie para su posterior transmisión manual-oral (Martin, Thottathil y Newman, 2015).

La disponibilidad de nuevos antibióticos

Debido a las causas mencionadas, cada vez es más difícil mantener un ritmo de descubrimiento de antibióticos, puesto que estos son finitos, y aunque lo tuviéramos la resistencia se presenta cada vez de forma más rápida. De nuevo nos encontramos con el contratiempo de que no es rentable para las farmacéuticas invertir en estos proyectos, por lo que destinan sus recursos a desarrollar otro tipo de medicamentos, con la esperanza de encontrar una solución. 15 de las 18 farmacéuticas más grandes han dejado este campo (Bartlett, Gilbert y Spellberg, 2013).[2] Solamente GlaxoSmithKline, Pfizer y Merck son las farmacéuticas que se dedican al desarrollo de nuevos antibióticos (*The Economist*, 2019). Claro que en un mundo ideal un nuevo antibiótico probado para x vería la luz y los doctores lo comenzarían a utilizar. La realidad es otra, ya que debido a la falta de mercadotecnia/propaganda de algunos de ellos tardan demasiado tiempo en darse a conocer y, para cuando lo hacen, puede ser demasiado tarde porque la bacteria muto y presenta resistencia a esa sustancia.

Un análisis realizado por la Oficina de Salud y Economía en Londres calculó que los costos para desarrollar y el retorno anticipado de un nuevo antibiótico era de –50 millones comparado con +1 billón por un medicamento para una enfermedad neuromuscular (Bartlett, Gilbert y Spellberg, 2013).

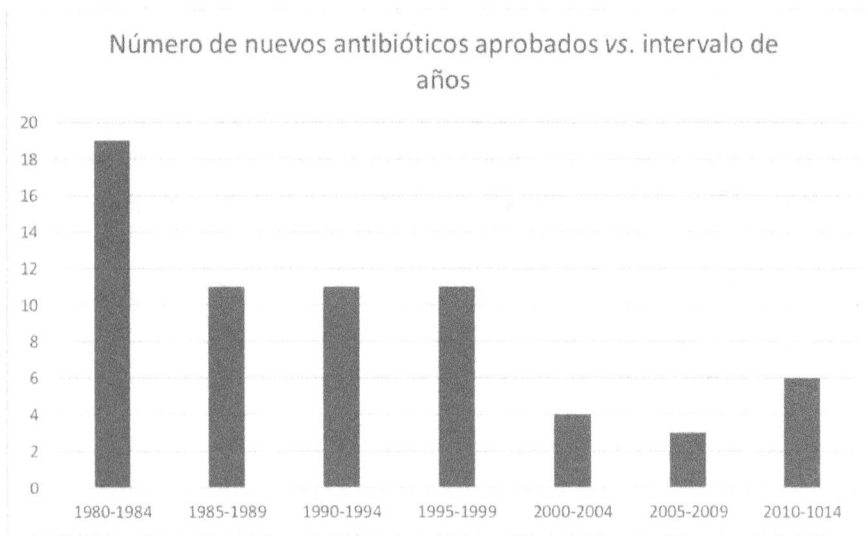

El escenario económico

Solo en Estados Unidos se registran anualmente 99 mil muertes por bacterias resistentes a antibióticos adquiridas en hospital. En 2006, cerca de 50 mil norteamericanos murieron por dos de estas enfermedades: neumonía y sepsis. Los pacientes hospitalarios con infecciones resistentes a antibióticos necesitan quedarse al menos 13 días, lo que aumenta en 8 millones de días en hospitales cada año. En total, pérdidas económicas cercanas a 20 billones de dólares han sido registradas en Estados Unidos, mientras que 35 billones de dólares anualmente se pierden debido a la baja productividad asociada a infecciones por bacterias resistentes.

De acuerdo con los analistas de la Corporación de Desarrollo e Investigación (Research and Development Corporation), uno de los peores escenarios que podríamos ver en los siguientes años sería que nos quedemos sin antibióticos para tratar infecciones. En este escenario el déficit económico sería por lo menos de 120 trillones de dólares (3 trillones por año), lo cual es equivalente al gasto anual de Estados Unidos en el sector salud, poco más que el pib de Reino Unido en 2017. En general la población total se verá gravemente afectada (Aslam *et al.*, 2018). Como se puede ver el crecimiento económico mundial disminuiría sumiéndonos en una posible crisis económica. La cadena de eventos es la siguiente:

- Te enfermas por una bacteria resistente a los antibióticos.
- Acudes al hospital debido a que es un tratamiento difícil, largo y costoso.
- Tu productividad disminuye por no poder laborar, estar distraído, etcétera.
- Tu trabajo se atrasa y en una economía como la que vivimos hoy en día, donde todos somos un pequeño eslabón de una gran cadena, se pierde económicamente.

Para poder generar un cambio es de suma importancia hacer conciencia de la administración de este tipo de medicamentos, ver si es necesario recetarlos, analizar el daño que pueden causar; claro que se está trabajando en diferentes tipos de medicinas para remplazarlos, pero hasta el día de hoy no hay estudios a gran escala que avalen su eficacia. Sin duda, vivimos uno de los mayores retos de la era moderna. Es una de las pocas decisiones que se toman para un paciente en particular que tiene repercusión social de tal magnitud. Es por ello que hago un llamado a recetarlos de manera profesional y no darlos como si fueran chicles.

En entrevista con el doctor Alejandro Macías, quien fuera subdirector de Epidemiología Hospitalaria en el Instituto Nacional de Ciencias Médicas y Nutrición Salvador Subirán, señaló lo siguiente:

Daniel: Uno de los temas del G20 de 2017 fue la resistencia a los antibióticos, es un tema que se le compara con el calentamiento global, pero no tiene la difusión como este último, ¿a qué cree que se deba?

Dr. Macías: Sin duda alguna a la falta de conciencia. Como bien lo mencionaste, es una crisis de proporciones colosales, se debe en parte a que no se toman las medidas necesarias para mitigar el problema y que los antibióticos es algo que se da por hecho, siendo que estos apenas se descubrieron hace un siglo. Este tipo de medicamentos, sin duda, nos ayudaron a desarrollar la medicina como la conocemos hoy en día y las personas no tienen idea del grave problema. Estos fármacos nos han ayudado a desarrollar nuevas y mejores técnicas no solo quirúrgicas, sino también de laboratorio.

Daniel: En México apenas en 2010 se comenzó a pedir recetas para la compra de antibióticos, aunque en países menos desarrollados esta práctica se sigue realizando. Es un hecho que cualquier toma de estos nos afecta de manera indirecta a todos, ¿qué otras medidas se deberían tomar para disminuir su venta injustificada?

Dr. Macías: México, sin lugar a dudas, llegó tarde a la regulación de la venta de antibióticos, pero opino lo siguiente: ¿de qué sirve pedir receta si al lado de la farmacia pones un consultorio de bajo costo con la finalidad de que los pacientes consigan la receta? Es una de las grandes fallas de nuestro sistema, además de que resulta evidente que nuestra medicina de primer contacto no es la correcta. Simple y sencillamente un sistema de salud es tan bueno como su medicina de primer contacto. No digo que esté mal que las farmacias tengan los consultorios al lado, incluso se ha demostrado que puede ser benéfico siempre y cuando se regule por medio del gobierno incluyéndolos al sistema de salud público. Se puede utilizar la aplicación de pacientes 0, con esto quiero decir que son pacientes simulados, los cuales acuden a los consultorios médicos fingiendo un cuadro de infección imaginaria, gripal o abdominal; simulan los síntomas y claro está que al momento de revisarlo no tendría ningún signo, como fiebre, si ese paciente sale del consultorio con una receta para antibiótico, ese consultorio entonces se haría merecedor de algún tipo de multa; además, hay que ofrecer una buena capacitación para que no se vuelva a reincidir. Aunque eso solo es parte del problema, la mayor cantidad de antibióticos la consumimos por medio de la comida, por lo que se debería trabajar en conjunto con las diferentes industrias.

En inglés utilizan el término *One Health* para referirse a la salud de todos como uno mismo. Para disminuir la resistencia se deben hacer centros de epidemiología que alerten de manera actualizada sobre los tipos de medicamentos y bacterias a los cuales hay sensibilidad y resistencia.

Daniel: La generación de nuevos antibióticos cada vez genera menos ganancias debido a la rápida resistencia; por este motivo 15 de las 18 mayores farmacéuticas ya han abandonado su desarrollo. ¿Qué nos espera?

Dr. Macías: Hay que trabajar con las farmacéuticas para que desarrollen nuevos antibióticos, lo que pasa es que ellos generan cierto número de sales de las cuales solo se aprueban unas pocas, dando paso a que no se generen a un ritmo estable. Por otro lado, las farmacéuticas se dieron cuenta que los antibióticos no eran más el gran negocio. El paciente usa un antibiótico entre 10 y 15 días y luego ya lo deja; mientras que, por ejemplo, los tratamientos para la hipertensión o para tratar el colesterol se pueden usar incluso de por vida y eso les genera más ganancias.

Daniel: Escenarios comunes donde se recetan antibióticos para patologías virales, ¿es factible algún tipo de examen o certificación cada cierto tiempo para seguir prescribiéndolos?

Dr. Macías: Ese sería un excelente escenario, aunque tendría que haber una regulación por medio del gobierno para poder llevarla a cabo; incluso observo en la práctica privada o compañeros infectólogos que se equivocan al momento de prescribir ciertos antibióticos.

Daniel: La tecnología evoluciona de manera exponencial, nuevos y mejores tratamientos se desarrollan cada día. ¿Qué tipo de tratamientos ve más factible que pueda remplazar a los antibióticos?

Dr. Macías: Primero que nada hay que rescatar los antibióticos que ya tenemos; esto se ha demostrado que es posible, es decir, que se utilicen los correctos en tiempo y forma para las patologías necesarias. Por otro lado, actualmente se habla de terapias con fagos o péptidos, los cuales fueron descubiertos en los años veinte del siglo pasado, pero fueron relegados por el descubrimiento de la penicilina; sin duda hay mucha investigación y trabajo por hacer y este problema es algo con lo que tendremos que lidiar las próximas décadas. No se ve a ciencia cierta que se vaya a resolver en el corto plazo.

Daniel: ¿Algún comentario que quisiera agregar?

Dr. Macías: Yo siempre le digo a mis alumnos que ellos tendrán que hacer mejor medicina. La que les concierne a ustedes es una medicina, claro, más invasiva, pero también más resolutiva; lo que mi generación tiene mejor son los antibióticos, les corresponde a ellos hacer conciencia de esta problemática, prepararse de manera adecuada y mantenerse actualizados para dar un buen servicio.

Las razones equivocadas

> "Sí o no. Dentro o fuera. Arriba o abajo. Vive o muere. Héroe o cobarde. Luchar o rendirse. Lo diré de nuevo para asegurarme de que me escuchas. La vida humana se compone de opciones. Vivir o morir. Esa es la elección importante. Y no siempre está en nuestras manos".
>
> *Derek Shepherd*

Cito a este aclamado personaje de la pantalla chica porque es muy común ver estudiantes de medicina en sus primeros días o incluso antes idealizados con esta fantástica carrera, aun cuando no han hecho nada; es ciertamente una de las razones por las que ingresan miles de estudiantes cada semestre, llenos de esperanza y anhelos de que sus vidas de un día para otro se tornarán más interesantes y llenas de emoción, solo para darse cuenta más pronto que tarde de que su decisión fue la equivocada.

Recuerdo un día de invierno cuando una amiga me comentó que había hecho una solicitud de ingreso a cierta universidad de prestigio para estudiar medicina solo porque le gustaba *Grey´s Anatomy* y *Patch Adams*. Podía notar que intentaba justificar una decisión así de importante simplemente por sus gustos televisivos (para su buena suerte no fue aceptada); por otro lado, existen universidades que saben esto y te aceptan sin el mayor problema solo para que deposites una cuantiosa cantidad por el tiempo que dure tu luna de miel.

A lo que quiero llegar es que el mundo de la televisión y los programas como *Dr. House*, *Grey´s Anatomy*, *The Good Doctor*, entre otros, quieren vender una imagen que sencillamente no es la realidad. ¿Imaginas acaso un capítulo de las series mencionadas donde el médico pase haciendo trámites burocráticos o peleando con el seguro de gastos médicos?

Asimismo, las redes sociales, como Facebook e Instagram, donde vemos celebridades con millones de seguidores, seguramente alguno cruzará por tu mente. Es claro como el agua que vivimos en tiempos en los cuales tienes que mostrar lo interesante aún más que antes. Tenemos tantas opciones a la mano que es sencillo cambiar de opinión en un santiamén. No decidas ser médico por las razones equivocadas. Por supuesto que puede despertar tu interés este tipo de contenido; sin embargo, basta con un día en el hospital para que te des cuenta de que no es como en la televisión o las películas. No malgastes tu tiempo y antes de tomar esta decisión vive, aunque sea por unas semanas, la experiencia del ámbito hospitalario, así al menos tendrás una idea real de la situación.

Enfermeras

> "Siempre dale las gracias a tu enfermera. Algunas veces es lo único que te separa de un coche fúnebre".
> *Carrie Latet*

En incontables ocasiones el mérito se lo lleva el doctor, pero no cabe duda de que no podríamos hacer nuestro trabajo de la manera como lo hacemos sin el apoyo incondicional de las enfermeras. Su trabajo es subestimado, el médico solo pasa visita dos o tres veces al día; mientras que ellas son las que están en el frente de batalla el resto del tiempo. Para quien cree que su trabajo es fácil, le pido que lo piense dos veces: trabajan desde las trincheras, administran los medicamentos indicados por el médico, se encargan de múltiples pacientes al mismo tiempo, toman signos vitales, hasta cada 30 minutos; ayudan a mover al paciente para limpieza o cambio de sábanas...

Como estudiante, pueden ser tus mejores amigas o tus peores enemigas, no hay punto medio; saben todos los rumores del hospital, incluso antes de que ocurran; durante las guardias no falta la enfermera que lleva su maleta para hacer la vendimia de papas, churros, dulces, etcétera. También te pueden enseñar simplemente porque ellas llevan más tiempo en el área y hay datos que se les pegan de escuchar; incluso algunas tienen mejores conocimientos que ciertos médicos. Ellas libran una batalla mientras el médico socializa, saluda a algunos pacientes o atiende alguna consulta. ¡Ah! y por si fuera poco, si algo sale mal, también se llevan regaños, deben lidiar con la ira, incluso en ocasiones injustificadas hacia ella, del doctor o del paciente. Lo triste es que en ningún programa de televisión o alguna revista se glorifica a este personaje. Es raro porque merece nuestro reconocimiento.

Los médicos sabemos que un hospital no puede mantenerse sin uno de sus grandes pilares, las enfermeras, y apreciamos su trabajo en todo su valor; pero, a pesar de ello, los medios siguen dando todo el crédito a los médicos, que si bien somos quienes indicamos los medicamentos y hacemos el diagnóstico, estas tareas no se podrían llevar a cabo sin ardua labor ejecutada en tiempo y forma por las enfermeras.

Ni el mejor de los hombres solo puede ganar una guerra. Así que estas palabras se las dedico a todas las enfermeras con quienes formamos una relación de ética y trabajo cuando ejercemos, a aquellas que pasan desapercibidas ante los ojos del mundo para permitir que nosotros sigamos siendo quienes nos llevamos el reconocimiento por parte de los medios.

Errores médicos

> "Cuando un médico va detrás del féretro de su paciente, a veces la causa sigue al efecto".
> *Robert Koch*

Un error se define como la falla en el plan de acción para ser completado de la manera intencionada o el uso de un plan erróneo para lograr lo planeado. Un evento adverso es un daño causado por el manejo médico en lugar de la enfermedad. Un efecto adverso atribuido al error es una consecuencia prevenible. Los eventos adversos negligentes representan una serie de efectos prevenibles que satisfacen el criterio legal para determinar la negligencia (Kohn, Corrigan y Donaldson, 2000).

Como médicos dedicamos muchas horas al estudio de las posibles enfermedades que podrían llegar a tener nuestros pacientes, la tendencia que existe ahora es hacia una "súper" especialización para obtener mejores resultados, prolongar la vida y mejorar la calidad de la misma. Es un campo de trabajo donde los errores, un mal diagnóstico o tratamiento, pueden marcar la pauta de la vida o la muerte. Es una profesión donde se habla acerca de los logros, pero ocultamos lo insatisfactorio, las fallas, porque queremos demostrar al mundo que somos inmunes a la ineptitud, quizás estemos contribuyendo a un ciclo vicioso sin percatarnos de que estamos en él.

Paciente femenina, hija de un médico cirujano digamos doctor a, colega y mancuerna de mi maestro, doctor M, de los padres de la terapia intensiva en Jalisco, reconocido y de alta sociedad. Cuando me gradué, el último comenzó a presentarme como si fuera un súper, un debutante, y decía: él es Roberto, es muy bueno, ello fue creciendo. Actualmente ambos están retirados. Como me llena la mitad de mi consulta entonces me siento muy responsable con él y me manda muchísimos pacientes de su consulta. De repente su esposa está un poco enferma y me marca para pedirme consejo y eso me hace sentir muy honrado. La hija del doctor A viene conmigo porque tenía fatiga, por dentro dije: 'puta madre, qué flojera'; es decir, un montón de cosas y yo sentía que mejor me hubiera mandado una diabetes o algo. Total, es hija de alguien que respeto, quiero quedar bien y viene con uno de los síntomas más variados que puede haber, pero aquí efectivamente ella tenía fatiga, le pido estudios y sale todo normal, le pido otros estudios y sale con ligera alteración del tsh e inicio tratamiento, le marco en la semana y me dice que está bien. A ella la veo dos a tres veces a la semana sin cobrarle por ser quien es; como norma mía, a mis pacientes les cobro la primera consulta y las demás de seguimiento van gratis. Le dije: 'te quiero ver casi diario hasta estar seguro de que estás bien porque todavía no me laten algunas cosas'. Al poco tiempo ella me confirma que ya está bien y no vendría más a consulta. Luego sale una gripa o algo así, pasan 2-3 semanas y regresa a trabajar, pero se seguía sintiendo cansada; ella, al ser maestra, veía por ende a muchos niños y estaba estresada y su esposo también y lo atribuye a ello. Es por eso que ya hice un abordaje un poco más amplio pidiendo algunos anticuerpos, entre otros, y todo salió negativo. Total, que la veía a cada rato, pero no había mucho que hacerle porque no había algo revelador e intermitentemente, me decía que se sentía mejor, por lo que les comenté que si algo estaba pasando, se tenía que manifestar. Para esto en la primera consulta ella estaba sentada y siempre hago una rutina de pies a cabeza y observé su coloración cobriza que es característico de algunas enfermedades que mencioné; a lo que me contesta: "No, doctor, acabamos de regresar de la playa", por lo que asumí que estaba bien y no le di más importancia. Esa fue su primera visita conmigo, ella siempre estaba un poco morena, en la última consulta me dice que no ha salido en una semana y todavía tenía el color cobrizo.

A los dos meses de que inició con la fatiga me llama su esposo y me dice: "Doctor, tiene mucha ansiedad la paciente y le di un Lexotan y se quedó dormida"; y quiere saber si está bien, a lo que le contesté que si era la primera vez que ella había tomado Lexotan para la ansiedad, era normal que estuviera somnolienta. Le comenté que si respondía a estímulos, me contestó que sí, pero volvía al mismo estado, por lo que le pedí verla ese mismo día aseverando que ella debería estar más despierta. Posteriormente el doctor a me marca para decirme que su hija no responde bien, por lo que la cito en urgencias; el trayecto de mi casa a emergencias es de 15 minutos, ellos llegan poco antes y el médico de guardia que está a cargo me habla para comentarme que posiblemente sea un evento cerebral vascular (evc) porque no movía la mitad del cuerpo. En mi mente de pronto estalla toda la posibilidad diagnósticos diferenciales remotos. El médico me sugiere iniciar con una tomografía, a lo que le reitero que hay que hacer lo que sea para ayudarla. Llego literalmente corriendo a la sala de urgencias, me alarmó mucho toda la situación y procedimos a hacer los estudios de imagen y se decidió cambiar a resonancia magnética. Al ingresar la paciente al cubículo de urgencias la enfermera le tomó un dextrostix; la doliente ya estaba en la resonancia cuando me comenta la enferma que la mujer está hipoglucémica. Por la situación tan rápida yo no entendía si ya sabían que estaba hipoglucémica y ya le habían pasado el dextrocon; recuerdo que tenía 18 mg/dl (una barbaridad), peligroso para la vida, y no le habían puesto el dextrocon; me arranco corriendo al pasillo de imagen con el medicamento en mano, entro a la sala y se lo inyecto rápidamente y la respuesta fue buena, como si hubieras revivido a alguien.

Resulta ser que la paciente había llegado a urgencias y aunque le sacaron sangre para los análisis, no hicieron el dextrostix, lo que en otras circunstancias no hubiera sido un problema. Cuando en retrospectiva no tenía factores de riesgo para evc (evento vascular cerebral). Sin embargo, primero se debieron haber tomado los signos vitales, corroborarlos y después proceder, no toma más de un minuto. Todo fue muy rápido por la situación y además el médico de guardia de urgencias no creía que fuera hipoglucemia porque la presentación de la paciente era diferente a la usual, muy aparatoso. Posteriormente los exámenes revelan alteraciones electrolíticas y renales. Se declara un cuadro de insuficiencia adrenal confirmado por el laboratorio. Se curó con medicamentos, pasó cuatro o cinco días en observación y se dio de alta. En retrospectiva, desde la primera consulta el tono de su piel tipo cobrizo es sugestivo de la enfermedad, además de unas ligeras marcas en la boca, etcétera. Luego me presentan una fotografía de ella y era caucásica, pero a pesar de guardar reposo en casa, seguía con el tono de piel bronceado. La batería de exámenes que nos dan el diagnóstico estoy seguro de que lo había pensado porque le hice mención en la primera consulta, pero al ver la receta me di cuenta de que no los había pedido. Gracias a Dios todo salió bien (Miranda, 2019).

Cuando un paciente muere, la autopsia se considera el mejor estándar para establecer de manera correcta la causa de la muerte (Roosen, 2000). Durante la historia no solo nos ha servido para ello, sino que nos ha ayudado a entender las razones de las enfermedades, aprender de ellas y transmitir los conocimientos a nuevas generaciones. Sin embargo, desafortunadamente no se realizan de manera cotidiana porque significa un costo que nadie quiere asumir, de la misma manera los nuevos métodos diagnósticos generan cierta confianza en que la conclusión a la que llega el médico es la correcta; entre otras, estas son las razones por las que no se hacen más autopsias.

Fue por primera vez en 1999 que el Institute of Medicine (iom) revela un reporte llamado *Errar es humano,* en el que se revela que alrededor de entre 44 mil y 98 mil pacientes americanos mueren anualmente debido a errores médicos (Norman, 2008). Los errores no ocurren solo en cirugía, estos pueden ser en consulta, algún tratamiento inadecuado para casa, alguna decisión errónea en la sala de urgencias, no diagnosticar una enfermedad, entre otras posibilidades.

Se habla de que el gasto anual de los errores médicos que resultan en daño al paciente asciende a entre 17 y 29 billones de dólares anuales (Norman, 2008). Imagina a un paciente masculino de 40 años que viene a urgencias por presentar dolor abdominal en la fosa iliaca derecha y solo tiene ese síntoma; tú, como médico encargado, indicas una tac para descartar apendicitis, a lo que el radiólogo en el informe reporta que se encuentra sin datos de inflamación y el resto está normal. Das de alta al paciente pensando que es una simple colitis, solo para descubrir que horas después el mismo paciente se encuentra en la misma sala de urgencias con fiebre, datos de irritación peritoneal y una clara peritonitis; el cuadro clínico ha empeorado y el tratamiento y la recuperación serán más tardados que si se hubiera hecho a tiempo la operación, generando mayores costos en el tratamiento. Como este ejemplo hay mi-les.

Se dice que el primer paso para solucionar un problema es reconocer que existe para buscar cómo resolverlo. Se apunta a que una de las fallas por las que actualmente no se ha mejorado la calidad del sistema de salud en este aspecto es que sigue siendo prácticamente un tabú hablar de errores, ya que los médicos le planteamos el escenario a los familiares y a los pacientes de tal manera que nos favorezca y difícilmente les dirías que te equivocaste. Los medios también han jugado un papel fundamental porque no se ha dado tanta difusión a este tipo de errores como, por ejemplo, en la industria aeronáutica cuando alrededor de 1940 el público estaba enfocado en las mejoras de estos sistemas para la seguridad de los pasajeros. Gracias a que se han estudiado a fondo los accidentes aéreos para entender si el error fue de un aparato o humano, es que se ha logrado disminuir de manera significativa el número de accidentes; esta perspectiva ayudaría mucho en el ámbito de la medicina para evitar posibles errores. Ahora es más común ser víctima de un error médico a serlo en un accidente de avión (Norman, 2008).

De pronto lees un artículo que te llama la atención "John Hopkins Study Suggest Medical Errors are Third Leading Cause of Death in U.S.", publicado en 2016. Nomás de leer el título se te hela la sangre. ¿Cómo puede ocurrir esto, si todas las horas de nuestra vida profesional las hemos dedicado al estudio de la salud, a mantener la estabilidad del paciente, a no causar daño y mucho menos muerte?

A simple vista parece contradictorio. Entonces te preguntas si vale la pena realmente invertir 123456789 horas al estudio y tratamiento de enfermedades, ¿y si mejor no hacemos nada? ¿Será esa la respuesta? En dicho estudio se revisaron los datos de un periodo de ocho años y se calculó que más de 250,000 muertes al año se deben a errores médicos, lo cual equivale a 9.5% del total, siendo la tercera causa de muerte y sobrepasando las enfermedades respiratorias que, según el Center for Disease Control and Prevention (cdc), mata a 150,000 personas cada año (McMains, 2016).

En un reporte de la Organización Mundial de la Salud (oms) se dan a conocer los daños causados por medicamentos; solo en Estados Unidos afecta aproximadamente a 1.3 millones de personas por año, sin contar las muertes que se producen por la misma causa. Globalmente el costo de errores asociados a la toma de medicamentos asciende a 42 billones de dólares. Los errores de medicación pueden ser causados por la fatiga del personal de salud, escasez de personal, falta de capacitación, transmisión errónea de la información, falta de legibilidad de la prescripción, entre otras. Cualquiera de ellas, o sus combinaciones, pueden afectar a la prescripción, dispensación, consumo y monitoreo de los medicamentos, lo que puede provocar daños graves al enfermo (who, 2019).

Para entrar en perspectiva en la revisión de certificados de muerte entre 1983 y 1993, se encontró que 7,391 personas murieron en 1993 por errores a la hora de medicarse (intoxicaciones causadas por los fármacos que resultaron ser errores de los pacientes o del personal de salud), comparado con las 2,876 personas que en 1983 murieron de la misma causa, lo que representa un incremento de 2.57 veces (Kohn, Corrigan y Donaldson, 2000). Los niños son un grupo de población que pueden llegar a verse más afectados por errores de medicación, debido a que las dosis fluctúan en relación con su peso, lo que lo hace un poco más difícil de calcular.

Algunos de los factores que inducen a los errores médicos son:

- Problemas de comunicación, ya sea en órdenes verbales o escritas (no legibles comúnmente en México).
- Un flujo de información inadecuado.
- Errores humanos a la hora de no seguir el protocolo o el proceso que se establece para la seguridad de todos.
- Problemas relacionados con el paciente como falta de educación, no identificación correcta del paciente, error de ellos al seguir las indicaciones médicas.
- Privación de sueño.

Esta última ha sido estudiada en gran medida. Sus defensores alegan que gracias a ello se puede ver la evolución del paciente, dar un seguimiento continuo, preparar al joven médico para lo que la profesión le demandará en un futuro. Por otro lado, la evidencia científica nos arroja que el cansancio por la falta de sueño afecta la ejecución de las tareas.[41] La fatiga, sin duda, puede causar que el médico incluso se pueda dañar a sí mismo, es común que estos últimos causen accidentes de tráfico posterior a una guardia sin dormir. También afecta el humor poniéndolos de malas, disminuye la curva de aprendizaje, la memoria no funciona de manera correcta, entre otras. Solo piénsalo, ¿te dejarías operar por un cirujano que no ha dormido en 30 horas?

Brian Goldman, en su conferencia "Doctors Make Mistakes. Can We Talk about It?", hace una referencia excelente, la cual hace mediante una comparación con el béisbol. El porcentaje de bateo de un jugador profesional es de 300/1000, es decir, que de cada mil pelotas lanzadas batea 300 sin ser atrapado; aquellos que batean 400/1000 sin ser atrapado llegan a ser considerados leyendas. En cuanto a la medicina, en comparación con los cirujanos, como cardiocirujanos, neurocirujanos, cirujanos pediatras, sinceramente nadie sabe la tasa de éxito de sus procedimientos.

Uno como estudiante de medicina comienza con la esperanza de aprender todo, así nunca fallarás, serás una eminencia, salvarás todas las vidas que crucen tu camino. La realidad es que seguimos siendo humanos y lamentablemente no tenemos una tasa de resolver de 1000/1000. Siempre habrá algún caso difícil y justamente llegan cuando tu ego se empieza a elevar, como si fuera el karma para ponerte los pies en la tierra, una y otra vez. Simplemente no somos infalibles.

Claro que como paciente temes que tú seas ese enfermo en el que el médico se equivoca, y créeme yo también tendría pánico. Por otro lado, entiendo que no somos dioses y nuestro alcance es limitado. Lo difícil es hablar de ello. ¿Imaginas a algún cirujano que hable de sus batallas perdidas en lugar de sus logros? Abiertamente es extremadamente difícil que lo haga, reconocer el error como humano es extraordinario.

Como mencioné, la tecnología ha llegado para ayudarnos; en los años venideros daremos un vistazo al pasado para asombrarnos de cómo podíamos hacer medicina sin el uso de la inteligencia artificial. Sin duda estas implementaciones disminuirán los errores, como lo han venido haciendo a lo largo de la historia, aunque en el futuro próximo seguiremos sin tener una tasa de acierto de cien por ciento. Además, si alguna vez un médico se equivoca, puedes tener la seguridad que su intención nunca fue perjudicar al paciente. Como médico hay que aceptar con humildad cuando estás rebasado, no encuentras qué tiene tu paciente; recuerda que trabajar en equipo y pedir ayuda son dos herramientas que ayudarán: dos cabezas piensan mejor que una.

Epílogo

Querido medico:

Querido médico a los 18, llevas esperando una infinidad para estudiar medicina, seguramente parte de tu amor nació por ver Dr. House y Greys Anatomy.

Querido médico a los 19, tranquilo ya estas dentro vas comenzando en tu primer año de medicina, nadie dijo que sería fácil, pero oye seguramente eres capaz, no aflojes el paso. Empezaste con anatomía e histología, las materias básicas, a ti que te juraron que nunca usarías matemáticas en la facultad y te presentaron bioestadística. Este año conoces a tus compañeros que te acompañaran. Cuídalos que nadie mejor que ellos te entenderán en estos momentos.

Querido médico a los 20, ya estás en segundo año comienzas a profundizar más en la medicina, puedes estar harto de la teoría, pero esta te dará las bases de tu práctica. Mientras tus amigos salen de fiesta a ti te tocará preparar el siguiente examen. Tranquilo, nadie nunca ha fallecido de perderse una fiesta, tú puedes.

Querido médico a los 21, comienza la práctica con paciente tus interrogatorios serán horribles, tus historias clínicas no tendrán sentido, estarán desordenadas y divagaras más de lo que piensas, pero no te preocupes estás empezando. Recuerda tus primeras prácticas, tu primera sutura, tu primer paciente, no todo fue tan malo ¿cierto?

Querido médico a los 22, ya estas a un paso de salir, justo cuando le vas tomando sentido a la escuela, te tienes que ir. Volteas atrás y ves los compañeros que partieron, el orgullo de tus familiares al tener un médico en la familia, seguramente te presumen cada que pueden. Llegó el momento de separarte, no olvides despedirte de tus amigos que se volvieron familia.

Querido médico a los 23, ¡felicidades! estas en el internado, una probadita de la vida real, aprovecha este año, rodéate de los mejores, haz todas tus preguntas y no olvides estudiar para salvar a los demás. Te lavaras en quirófano, pondrás tu primer catéter, veras llegar una vida y también estarás al lado de un paciente cuando de su último suspiro. Tu esfuerzo se esta haciendo notar. Dices que quieres que acabe este año, pero lo echarás de menos.

Querido médico a los 24, llego tu momento de hacer el servicio social y prepararte para tu especialidad, échale muchas ganas, no estás solo, seguramente lo lograrás. Llegó tu momento, ve y aplica los conocimientos que haz adquirido, estoy seguro que llegarás muy lejos, la tarea más difícil ya la hiciste, dar los primeros pasos, cómete el mundo que nadie te diga que no puedes, ve y demuéstrales de qué estas hecho.

Por todos aquellos que han aguantado nuestro mal humor en período de exámenes, nuestros ratos de aislamiento, a nuestros padres y por todos los que nos han visto en este camino, por los que no nos verán acabarlo, por todas esas personas que nos aportaron sus padecimientos para que tuviéramos conocimiento, por los que dejan su hogar para perseguir sus sueños. Por los pacientes, todo tu esfuerzo es por y para ellos. Eres médico y escogiste la profesión más bonita de todas.

Éxito.

En este camino no estamos solos, tuve la fortuna de que una persona me volteó a ver y comenzó a llevarme por un camino ya había recorrido anteriormente, ahora es mi turno de hacer lo propio por alguien más. Te invito a seguirme en mis redes sociales @dr.danalvarezy ahí encontraras un espacio de interés, apoyo y beneficencia, ahí mismo estaré subiendo dinámicas para que puedas participar por una beca.

Te guiaremos en este camino siempre que lo necesites..

Agradecimientos

A mi padre, por ser firme y no dejarme caer cuando más lo dudé, ya que a pesar de los buenos o malos tiempos, siempre salí avante en cualquier situación y busque mil y una alternativas para un problema; por confiar en mí y en el proyecto desde el inicio, ofrecerme ideas cuando perdía la claridad, por darme la educación no solo académica, sino ética y moral, indispensable hoy en día.

A mi madre, por recibirme siempre con los brazos abiertos y una sonrisa después de una guardia, incluso mantenerse al tanto de los pacientes de quienes le platicaba, alimentarme con su exquisita sazón, brindarme su apoyo en los momentos difíciles y hacer mi vida de estudiante más sencilla.

A mi hermano, por retar mi conocimiento de cuando en cuando y apoyarme día con día ante cualquier situación, además de la increíble tolerancia que me ayudó a desarrollar en este largo proceso.

Doctor Juan Carlos Morales Mondragón

Nada es casualidad y tropezar con alguien como tú fue, sin duda, una gran experiencia; vivir el día a día de uno de los pocos médicos certificados al día de hoy en México para operar vía laparoscopia asistida por robot (Da Vinci), un ejemplo de estoicismo y humildad. Ver el manejo de todos los ámbitos: laboral, personal y familiar fue una gran enseñanza. Por la oportunidad de realizar mi servicio social en el Instituto Nacional de Mínima Invasión y aprender cómo se maneja la carrera de un médico recién egresado; por las pláticas en el consultorio o simplemente un viaje en auto de los cuales siempre aprendía algo nuevo, por darme la oportunidad de lidiar con seguros (nadie se imagina el dolor de cabeza que pueden ser), pacientes, *marketing*, enfermería, proveedores y codearme con los doctores que uno admira. Una experiencia que definitivamente ja-más olvidaré.

Doctor Javier Ramos, traumatólogo

Increíble amigo y primer mentor quien me ayudó a establecer un plan a corto, mediano y largo plazo, conseguir rotaciones, contactos con médicos de cualquier índole. Quien me abrió el panorama tanto de la medicina como del futuro que quería, guiándome en el estudio día a día. Las charlas en su consultorio mes con mes para ver los avances que nos proponíamos y cómo los íbamos mejorando indudablemente me emocionaban y me daban ese extra que de vez en cuando necesité.

Doctor Sergio Zaragoza, traumatólogo-empresario

¡Gracias!, por ser el primero en aceptarme una entrevista para este libro; su experiencia como médico/empresario es transmitida de excelente manera, siempre innovando y estableciendo diferentes tipos de servicios. Por las enseñanzas de cómo empezar un pequeño negocio en el ámbito médico sin la necesidad de un gran capital y lo más importante cómo lograr que un paciente se sienta feliz. Confío plenamente en que su trabajo, tanto en la vida pública como en la vida privada, ayudará cada vez a más personas.

Doctor José Antonio Silva, cirujano plástico

Por aceptarme desde mis tiempos en la escuela de medicina en su quirófano y darme la oportunidad de vivir de manera cercana la experiencia de la cirugía, así como la práctica privada; enseñarme que el equilibrio con la medicina/pasatiempos/familia siendo exitoso es posible. Lo reconozco por tener la ética profesional más impactante que he visto al rechazar pacientes que se quieren operar por las razones equivocadas y aceptar en promedio solo dos de cada diez que lo visitan. A trabajar y ayudar a los más necesitados no solamente en el país, sino en todo el mundo con sus programas de cirugías pro bono y a pesar de todo pasarla bien.

Doctor Roberto Miranda Ackerman, intensivista

Una mente brillante, compleja. Aún recuerdo la primera plática que nos dio en el internado, una hora mencionando datos y experiencias para al final decirnos que nos laváramos las manos. Su frase: "Estar cómodo con la incertidumbre", en un campo con tantos matices, es de suma utilidad: no todo es blanco o negro, hay miles de escalas grises de por medio. Obviamente por su especialidad, por los artículos que estudia presta especial atención en qué efecto tienen sobre la muerte de los pacientes y es uno de los pilares de su práctica. Con el uso de medicamentos y la máxima de "a veces menos es más" o "más no significa siempre mejor" establece en sus pacientes una de las mejores atenciones que he observado.

Ciertamente este libro no sería lo mismo sin su ayuda, el pensamiento que me ofrecía fuera de lo convencional y el porqué de prácticamente todo. El ensayo acerca de los antibióticos evidentemente surgió con su ayuda y perspectiva. A vivir en armonía con el ambiente sin dejar de lado un buen estilo de vida.

Doctor Narcizo León Quintero, Luis Enrique Llamas, Vicente Lomelí y equipo, cirugía general y bariátrica

El doctor más ocupado que tengo la fortuna de conocer. No importa el día: tres, cuatro, cinco cirugías son posibles. Increíbles y admirables las ganas con las que hacen las actividades, sin tener ningún tipo de necesidad económica. Es la mera definición de trabajar por gusto. Gracias por darme la oportunidad de convivir dentro de su quirófano, en consulta y en su día a día en la práctica médica. El grado de perfección que se alcanza por su autoexigencia, solo nos invita a imitarlo. El arte de tratar con pacientes en la práctica privada y la manera de persuadir es asombrosa. El ejemplo que la práctica hace al maestro realizando alrededor de 300 cirugías bariátricas al año pone la vara muy alta.

Ph.D. Douglas E. Hough, autor de *Irrationality in Health Care*

Una eminencia que labora en el Hospital Johns Hopkins. La influencia que desarrolla se puede ver en la bibliografía, sus aportaciones en economía conductual orientada al ámbito médico son increíbles. Agradezco nuestras conversaciones para ampliar el conocimiento de la conducta humana que, estoy seguro, tendrá un impacto en el futuro de la medicina.

Doctor Abel Cuevas, Doctor Adrián Carrera y Doctor Alejandro Macías

Gracias por darme la oportunidad de entrevistarlos, a pesar de tener una agenda ocupada, por tener un espacio para mí y confiar en el desarrollo del proyecto. La perspectiva que aportaron puede verse impresa en las palabras de este libro, preguntas que jamás hubiera realizado y cómo abordarlas.

Al grupo de "los hombres" sin ustedes el paso por la facultad no hubiera sido igual.

Bibliografía

Aslam, B., W. Wang, M. Arshad, M. Khurshid, S. Muzammil y M. Rasool (2018). "Antibiotic Resistance: A Rundown of a Global Crisis". *Infection and Drug Resistance, 11*, pp. 1645-1658. doi: 10.2147/idr.s173867.

Bartlett, J., D. Gilbert y B. Spellberg (2013). "Seven Ways to Preserve the Miracle of Antibiotics". *Clinical Infectious Diseases, 56*(10), pp. 1445-1450. doi: 10.1093/cid/cit070.

Basak, S., R. Ramachandran y S. Khurana, S. (2018). "How Blockchain Technology Can Transform the Health Care Sector?" *The Startup*. Tomado de https://medium.com/swlh/how-blockchain-technology-can-transform-the-healthcare-sector-604d1bcdc16b

Campbell, M. (2000). "100% Canadian". *The Globe and Mail*, 30 de diciembre; Svenson, O. (1981). "Are We Less Risky and More Skillful than our Fellow Drivers?". *Acta Psychologica*, 47, pp. 143-151.

Carey, B. (2008). More Expensive Placebos Bring More Relief. *New York Times*. Tomado de https://www.nytimes.com/2008/03/05/health/research/05placebo.html

Carman, K., M. Maurer, J., Yegian, P. Dardess, J. McGee, M. Evers, y K. Marlo (2010). "Evidence that Consumers Are Skeptical about Evidence-Based Health Care". *Health Affairs, 29*(7), pp. 1400-1406. doi: 10.1377/hlthaff.2009.0296.

Chávez, V. (2019). "56% mexicanos consigue empleo por 'palancas': cesop". *El Financiero.* Tomado de https://www.elfinanciero.com.mx/sociedad/mas-de-la-mitad-de-mexicanos-consigue-empleo-por-palancas-no-por-conocimientos-cesop

Gabriel, M.T., J. W. Critelli y J. S. Ee "Narcissistic Illusions in Self-Evaluation of Intelligence and Attractiveness". *Journal of Personality, 62*(1), 143-155.

Gawande, A. y W. Griffith (2003). *Complications.* New York: Picador.

Gladwell, M. (2011). *Fuera de serie: por qué unas personas tienen éxito y otras no (Outliers).* México: Editorial Debolsillo, pp. 13-27.

Gobierno de México-Comisión Interinstitucional para la Formación de Recursos Humanos para la Salud (2016). XL Examen Nacional para Aspirantes a Residencias Médicas enarm. *Reportes Académicos, 2016.* Ciudad de México: Gobierno de México-cifrhs.

Harari, Y. N. (2014). *Sapiens. De animales a dioses. Una breve historia de la humanidad.* Mexico: Editorial Debate, pp. 199-200, 294-299.

Harvard T. H. Chan School of Public Health (2014). *What Makes a Good Doctor, and Can We Measure it?* – An Ounce of Evidence | Health Policy. Tomado de https://blogs.sph.harvard.edu/ashish-jha/2014/03/20/what-makes-a-good-doctor-and-can-we-measure-it/

Hastorf, A. (1997). "Lewis Terman's Longitudinal Study of the Intellectually Gifted: Early Research, Recent Investigations and the Future". *Gifted and Talented International, 12*(1), pp. 3-7. doi: 10.1080/15332276.1997.11672858.

Hough, D. (2013). *Irrationality in Health Care*. Palo Alto: Stanford University Press, pp. 110-114.

Howard, S. (2005). "Sleep Deprivation and Physician Performance: Why Should I Care?" *Baylor University Medical Center Proceedings*, 18(2), pp. 108-112. doi: 10.1080/08998280.2005.11928045.

history. "Se descubre la penicilina". *Hoy en la historia.* Tomado de https://latam.historyplay.tv/hoy-en-la-historia/se-descubre-la-penicilina

Instituto Mexicano del Seguro Social (2019). *El enarm y las escuelas y facultades de medicina. Un análisis que no le va a gustar a nadie.* Tomado de https://www.redalyc.org/jatsRepo/4577/457751260014/html/index.html

Jhonson, C. G., J. C. Lvenkron, A. L. Sackman y R. Manchester (1988). "Does Physician Unceartainity Affect Patient Satisfaction?" *Journal of General Inernal Medicine*, 3, pp. 144, 149.

Jhonson, E. y D. Goldstein (November 21, 2003). Do Defaults Save Lives? *Science*, 302 (5649), pp. 1338-1339.

Kahneman, D. y A. Tversky (1979). "Prospect Theory: An Analysis of Decision Under Risk". *Econometrica*, 47 (2), pp. 263-291.

Kohn, L., J. Corrigan y M. Donaldson (2000). *To Err Is Human: Building a Safer Health System*. Washington, DC: National Academies Press.

Kurihara, H., T. Maeno y T. Maeno (2014). "Importance of Physicians' Attire: Factors Influencing the Impression it Makes on Patients, a Cross-Sectional Study". *Asia Pacific Family Medicine, 13*(1), p. 8. doi: 10.1186/1447-056x-13-2.

Lareau, A. (2002). "Invisible Inequality: Social Class and Childrearing in Black Families and White Families". *American Sociological Review, 67*(5), p. 747. doi: 10.2307/3088916.

Martin, M., S. Thottathil y T. Newman, T. (2015). "Antibiotics Overuse in Animal Agriculture: A Call to Action for Health Care Providers". *American Journal of Public Health, 105* (12), pp. 2409-2410. doi: 10.2105/ajph.2015.302870.

McMains, V. (2016). *Johns Hopkins Study Suggests Medical Errors Are Third-Lleading Cause of Death in U.S*. Baltimore: Johns Hopkins University-HUB. Tomado de https://hub.jhu.edu/2016/05/03/medical-errors-third-leading-cause-of-death/

Mettler, M. (2016). "Blockchain Technology in Health Care: The Revolution Starts Here·. *2016 IEEE 18Th International Conference On E-Health Networking, Applications and Services (Healthcom)*. doi: 10.1109/healthcom.2016.7749510.

Miranda Ackerman, R. (2019). *Errores médicos* [entrevista personal]. Hospital San Javier. Guadalajara, Jalisco.

Miranda Ackerman, R. (2018). [In person]. Hospital San Javier.

Murillo, A. y R. I. Islas (2012). "Méritos o amiguismo: ¿determina el nivel de ingreso la forma en que los mexicanos obtienen su trabajo?" en Raymundo M. Campos Vázquez, Juan Enrique Huerta Wong y Roberto Vélez Grajales (Eds). *Movilidad social en México: constantes de la desigualdad*. México: Centro de estudios Espinosa Yglesias.

Nava, A. (2019). *¿Qué desalienta la donación de órganos en México?* Tomado de http://www.conacytprensa.mx/index.php/ciencia/salud/24405-desalienta-donacion-organos-mexico

Norman Scarborough, M. D. (2008). *Medical Misdiagnosos in America 2008: A Persistent Problem with a Promising Solution. Premerus. Diagnostic Excellence.* Tomado de http://www.hcpro.com/content/206010.pdf

Oppenheimer, A. (2018). *¡Salvese quien pueda!* El futuro del trabajo en la era de la automatización. Barcelona: Penguin Random House Grupo Editorial.

Petrilli, C., S. Saint, J. Jennings, A. Caruso, L. Kuhn, A. Snyder y V. Chopra (2018). "Understanding Patient Preference for Physician Attire: A Cross-Sectional Observational Study of 10 Academic Medical Centres in the USA". *BMJ Open, 8*(5), e021239. doi: 10.1136/bmjopen-2017-021239.

Ranosa, T. (2019). "Antibiotic Resistant Superbugs Will Kill More People Than Cancer By 2050". *Tech Times.* Tomado de https://www.techtimes.com/articles/242092/20190423/antibiotic-resistant-superbugs-will-kill-more-people-than-cancer-by-2050.htm.

Rehman, S., P. Nietert, D. Cope, y A. Kilpatrick (2005). "What to Wear Today? Effect of Doctor's Attire on the Trust and Confidence of Patients". *The American Journal of Medicine, 118*(11), pp. 1279-1286. doi: 10.1016/j.amjmed.2005.04.026.

Roosen, J., E. Frans, A. Wilmer, D. Knockaert y Bobbaers, H. (2000). "Comparison of Premortem Clinical Diagnoses in Critically Ill Patients and Subsequent Autopsy Findings". *Mayo Clinic Proceedings, 75*(6), pp. 562-567. doi: 10.4065/75.6.562.

Shampanier, K., N. Mazar y Ariely, D. (2007). Zero as a Special Price: The True Value of Free Products. *Marketing Science*, 26(6), pp. 742-757. doi: 10.1287/mksc.1060.0254

Silva, José Antonio (2018). [Entrevista personal]. Hospital San Javier. Torre Médica.

Singh, A. K. *et al.* (2012). "HIV: Ufff...I Got a Needle Prick". *International Journal of Preventive Medicine*, 3(6), pp. 435-436. Tomado de https://www.ncbi.nlm.nih.gov/pmc/articles/PMC3389443/

Tagliabue, A. y R. Rappuoli (2018). "Changing Priorities in Vaccinology: Antibiotic Resistance Moving to the Top". *Frontiers in Immunology*, 9. doi: 10.3389/fimmu.2018.01068

The Economist (2019). "Antibiotics Biotech Firms are Struggling". Tomado de https://www.economist.com/business/2019/05/04/antibiotics-biotech-firms-are-struggling

Tversky, A. y D. Kanheman (1986). "Rational Choice and the Framing of Decisions". *Journal of Bussiness*, 59, (4, 2), S251-S278.

Usla, H. (2019). "El sector salud representa el 5.6% del pib de México". El *Financiero*. Tomado de https://www.elfinanciero.com.mx/economia/el-sector-salud-representa-el-5-6-del-pib-de-mexico

Ventola, C. L. (2015). "The Antibiotic Resistance Crisis. Part 1: Causes and Threats". *P & T: a Peer-Reviewed Journal for Formulary Management*, 40(4), pp. 277-283.

World Health Organization (September 10, 2014). "Antibiotic Resistance: How Has it Become a Global Threat to Public Health?" *Medical News Today*. Honor Whiteman.

World Health Organization (2019). *Launches Global Effort to Halve Medication-Related Errors in 5 Years.* Tomado de https://www.who.int/news-room/detail/29-03-2017-who-launches-global-effort-to-halve-medication-related-errors-in-5-years

Zaragoza, Sergio (2018). *El éxito* [Entrevista personal]. St Joseph.

www.ingramcontent.com/pod-product-compliance
Lightning Source LLC
Chambersburg PA
CBHW050002230526
45465CB00003BB/1218